今なぜ仏教医学か

杉田暉道
藤原壽則【共著】

思文閣出版

序文

酒井シヅ

『今なぜ仏教医学か』とは挑戦的なタイトルである。顧みれば、僧医が医学の主体であった時代は古代に長く続いた。それに続いた時代も仏教は生活の中に深く浸透していた。しかし、葬式仏教といわれるようになって久しい。それに対する反発が本書の執筆の動機の一つになっている。

本書は、仏典の医学をながらく研究してこられた杉田暉道氏と、現代の仏教が果たすべき役割を模索し、実績を積んでこられた藤原壽則氏の共著である。

葬式仏教といわれるに至った遠因に、明治維新直後の廃仏毀釈と西洋医学が導入採用されたとき、医療の現場から仏教が完全に除外されたことがあげられるだろう。それまで庶民は病いになれば寺社に参り、薬を貰い、祈禱して貰って病いの回復を祈願したのであった。また、寺院は日常的に老若男女が集まり、法話を聞き、来世の安泰を願って現世を慎ましく生きることを教えられる場であった。

ところが、近代国家を目指した明治政府は、寺社での薬の販売、医療行為を禁じ、医学者は迷信や祈禱を愚者の行為と退けられていく中で、日本人の信仰心は複雑に屈折していった。現代人の大半は葬式や法事は仏教で行っているが、出席していても読経の内容はまったく判らない。昔はそれで満足していただろうが、いまは読経を有り難がる人ばかりでない。葬式や法事に出ていても自分は無神論者だという人がきわめて多い。いわゆるインテリほど多い。しかし、宗教に対する憧憬は大きい。祖先崇拝に熱心である。大枚を払って墓地を購入している。だが、特定な宗教に入信することに慎重である。そのとき、身近な仏教がもっと新鮮なものになれば、仏典を読んで見ようと思うだろう。これまでそのような機会もなかった。

本書では、杉田氏が『天台小止観』と『摩訶止観』に述べている疾病観、治療法、座禅と健康についてわかりやすく説いている。仏典は仏陀の教えを説いているが、そのなかに数多くの病気の治療、予防法、病人の看病の方法、病人の心得が記されていると述べる。戒律を守り、欲を捨て、こころ静かに過ごすことが健康の秘訣であり、それをどのようにすれば修得できるのかを説く。

本書を読んで深く感動したのは、仏教のグループホーム・ルンビニーで行われた「臨終行儀」のルポルタージュであった。ルンビニーで死に近づいた病者が荘厳な最後を迎えた様子を伝えたルポルタージュであるが、そこに仏教の持つ底力を見たのである。病者は現世の迷いの世界から抜け、極楽浄土へ導かれていく神々しい姿に感動した。現代人の大きな不安のひとつはターミナルをどのように迎えられるかにある。数十年前から目立ってきたホスピス活動に憧れ、死の教育に関心をもってきたが、仏教者が行っているこの方面での活動は寡聞にして正確なことは知らなかった。なかなか知る機会がなかった。本書の著者藤原氏自らが実践しているビーハラの活躍を知って、仏教に対する面目を新たにした。

筆者も無神論者といいながら、医療に携わる者として宗教に惹きつけられてきた。私にとっていちばん親しめる宗教は、物心ついてから身近な存在であった仏教である。しかし、これまで、仏教を医療と実践の場という視点からとらえる機会は少なかった。それだけに本書を読んで、改めて仏教が医療の場で果たせる力を知り、もっと仏教を知りたいと強く思ったのである。

（順天堂大学客員教授）

はじめに

今日の医療の進歩状況は眼を見張るものがあり、今まで治療できずに多くの人を苦しめたも治療できるようになり、国民の寿命が延びたことは大いに喜ぶべき現象であるが、また現在ほど国民の関心が医療に向けられた時代はなかった。その原因はいろいろ挙げられるが、そのなかで医療ミスの多発が大きな要因をなしていることは否定できない。それではなぜこのような事故が多発するのであろうか。それはわれわれが学んだ医学は患者を治す医学でなくて、病気を治す医学であるからである。したがって医者は必然的に分析的な思考方法で治療を行うからである。

このような治療傾向を改め、本来の患者を治すという医療に改めるには、まず医師の人生観を変革する必要がある。それには古来より日本人の心のよりどころとなっている仏教をもう一度見直す必要があると思われる。

そこで著者は、先に『ブッダの医学』『やさしい仏教医学』を著わし、仏教を身近かにひきよせ、親しみを持つてがかりとして、仏典の中にみられる多くの医学的記述を歴史的にできるかぎりやさしく解説した。しかし、仏教用語および教義がむずかしいから、もっとやさしく書いて欲しいという強い要望をよせる人が少なくなかった。

著者はこの読者の強い要望に答えると同時に、現在切望されている精神面の改革に役立ちたいと考え、いまいちど仏教医学の本を著わそうと考えた。

また、現在の仏教は葬式仏教といわれているが、未熟な著者の体得した仏教は人生の正しい生き方を教示しているすばらしい教えであることを読者に是非知っていただきたいと考えて、ここに記した。

さらに共同執筆者である藤原壽則氏は読者がもっとも強く望んでいる現代における仏教が、医療面においてどの程度活動しているかということを詳細に報告し、また今後の僧侶の活動方法について、貴重な意見を述べておられ示唆するところ極めて大きいと確信している。

杉田暉道

今なぜ仏教医学か※目　次

〔執筆分担〕杉田—はじめに／第一・三・四章／第五章一節／第六章六節
藤原—第二章／第五章二節／第六章一～五節／あとがき

■写真・図表一覧■

第一章

私の体得した仏教の教え

仏教といえばほとんどの人はすぐに葬式を思いだし、暗いイメージを持つ。この原因は僧侶の不勉強にあることは否定しない。それではなぜこのような状態になったのであろうか。それは徳川幕府がわが国を上手に治めるために、全国民がそれぞれ自分が関係している寺に登録することを義務づけたことにある。寺に登録された者は檀家とされ、古来から習俗としておこなっていた祖先崇拝の儀礼と死後の成仏を説く葬式業務が主体となったために、徳川時代になる前まで民衆にたいして熱心に行っていた仏教の教えを多くの僧侶がとりくまなくなったのである。

それでは仏教は葬式にだけ必要なものであろうか。決してそうではない。われわれの人生にもっとも必要なすばらしい教えが説かれているのである。それを是非述べたい。それには私が寺に育って今日にいたった人生を述べながら私の体得した仏教の教えを説明するのが非常にわかりやすいのではないかと思う。

私は大正一五年（昭和元年＝一九二六）に福井県の浄土宗の寺の長男として生まれた。そして父の事情で小学校四年の時に神奈川県葉山町相福寺に転居した。この時分は父がもっともはりきっていた頃で、朝五時に起こされ、お勤めでは父と一緒にお経を読まされた。おかげで一年近くなると普通のお勤めのお経はすべて暗記するにいたった。

中学にはいった頃になると、日本は中国と戦争を始めこれがさらに拡大して第二次世界大戦になってしまった。いずれ僧侶になって相福寺の住職になるんだとボンヤリと考えていたが、前述の世界大戦が勃発するにおよんで考えは大分変わってどうせ兵隊にとられるなら少しでも階級を高くしておいた方がよいと考えて、軍医を養成する横浜市立医学専門学校に入学したのである。ところが日本は世界大戦に負けて昭和二〇年八月一五日に全面降伏をしたのである。みじめな戦争は終わってほっとしたが、今度は生きていくための毎日の食糧を確保するのに言葉に言い尽せない苦労をした。このようにしてどうやら昭和二四年に横浜市立医学専門学校を卒業できた。

やっと一人前の医者になった私は、人の病苦を救うのが医者であるが、臨床の医者では一人で患者を救うことができる人数は一生かかっても限られている。しかし健康な時から病気にかからないように教育をすれば、臨床で患者を救う数よりもっと多くの人を救うことができると考えて、公衆衛生学教室に入局することにした。当時、日本は結核亡国といわれるくらいに国民の間に結核が蔓延していたので、結核をこれ以上に蔓延させないことは国の悲願であった。このことも私を公衆衛生の分野に向かわせた大きな要因になったことは明らかである。ところで公衆衛生学教室に入局した後も寺の春秋の彼岸や盆の時期になると、一軒一軒檀家の仏壇におまいりする棚経（僧がそれぞれの壇家をまわってお経をあげること）というお勤めを父と分担して行っていた。

公衆衛生学教室に入局してから数年たったある日、偶然にも父の部屋の押し入れにしまってある『国訳一切経』（中国から伝わった経典はすべて漢文のみで書かれているので、これをふつうに読めるように仮名まじりの文章に書き改めた経典）を読んでいたところ、『摩訶僧祇律』（ブッダの死後一〇〇年頃に、仏教教団の僧が守るべき日常生活の規則を書いた経典）という経典にたくさんの医療に関する記事があるのを発見した。これが私が仏教医学に首をつっこむようになった最初の出会いである。その後いろいろの経典を調べていくと、医療の記事が詳しく記載されているお経がかなり存在することがわかった。

初めは仏教医学を研究する態度として、仏教の教義と関係づけないで可能な限り科学的に検討しようという考えで研究を行ってきたが、次第に研究が進むにしたがって仏教の教えを無視しては良い研究を行うことができないことがわかったので、仏教の教えと関連させながら研究を行う方法に転換した。したがって仏教医学を研究するには僧侶の資格も持っていた方がよいと考え、三年かかって最低の権律師の資格をやっと得ることができた。しかし本業の公衆衛生の教育や研究が忙しいために、サイドワークの仏教医学の研究はなかなか進まず、教室をやめてからやっと本格的な研究ができるようになった。

さていよいよ私が仏教をどのように把握しているかを述べる段階になった。読者は今までの私の経歴をお読みになって私の仏教観をどのように評価されるだろうか。お恥ずかしいが今までかなりの回数、彼岸や盆の棚経で父の手伝いをして一軒一軒の檀家の仏壇の前でお経をあげているが、これで阿弥陀様が私を救ってくださるとほんとに思ったことはほとんどなかった。このような私が仏教の教えを真剣に考えるようになったのは、つぎに述べる二つの出会いがキッカケとなった。

一つめは先にあげたお経『摩訶僧祇律』巻一〇に「病気の数は四百四ある。それは風病に百一、火病に百一、水病に百一、ついで雑病（地病）に百一あるからである」と記しているのを知り、これをもととして検討を進めたところ、インドの仏教には人間は大宇宙と同じであるという思想があることがわかったのである。すなわち、人間を構成しているものは風大（呼吸および新陳代謝機能を有する元素）、火大（体温調節および消化機能を有する元素）、水大（体液の機能を有する元素）、地大（筋肉や骨の組織を形成する元素）の四大元素であり、これらのバランスがくずれて風大の大元素が優勢になると風病がおこり、火大の大元素が優勢になると火病がおこり、水大の大元素が優勢になると水病がおこると考えた。ただし雑病は地大の大元素が優勢になっておこるものではなく、風大・火大・水大の三大元素が優勢になったものが合併したものをさすのである。そして地大の大元素は変動しないと考えた。この四大元素不調説は、仏教医学においては病気の原因の根本的な考え方である。

インドではブッダ（正式にはゴータマ・ブッダという。紀元前四六三〜三八三年頃、仏教を開いた）が生存した紀元前五世紀には、人間は大宇宙（自然）の縮図である小宇宙であると考え、人間は大宇宙と同じ

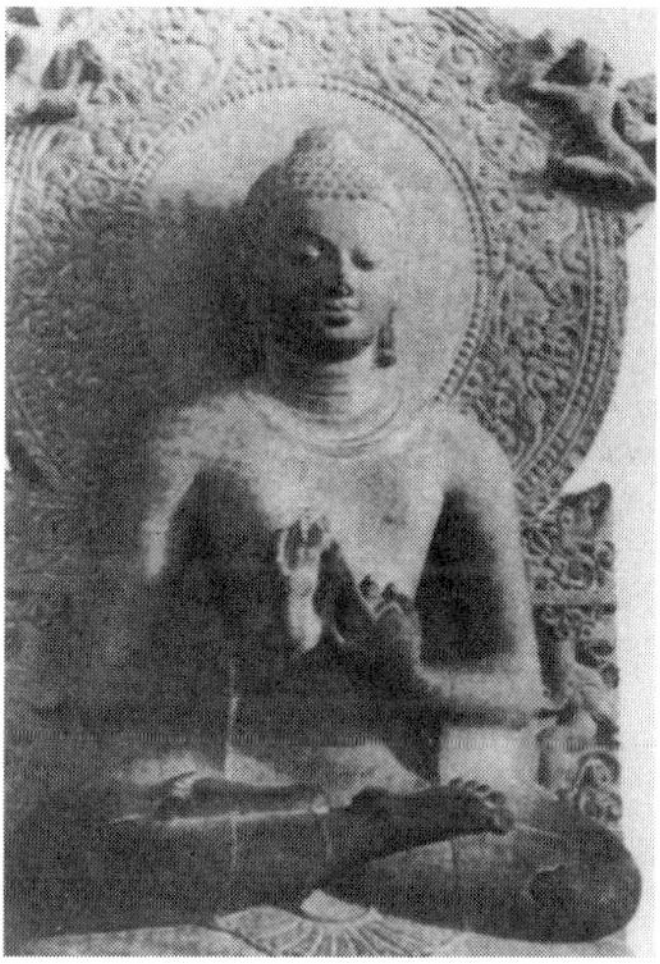

写真2　ブッダとなって初めて教えを説く釈迦

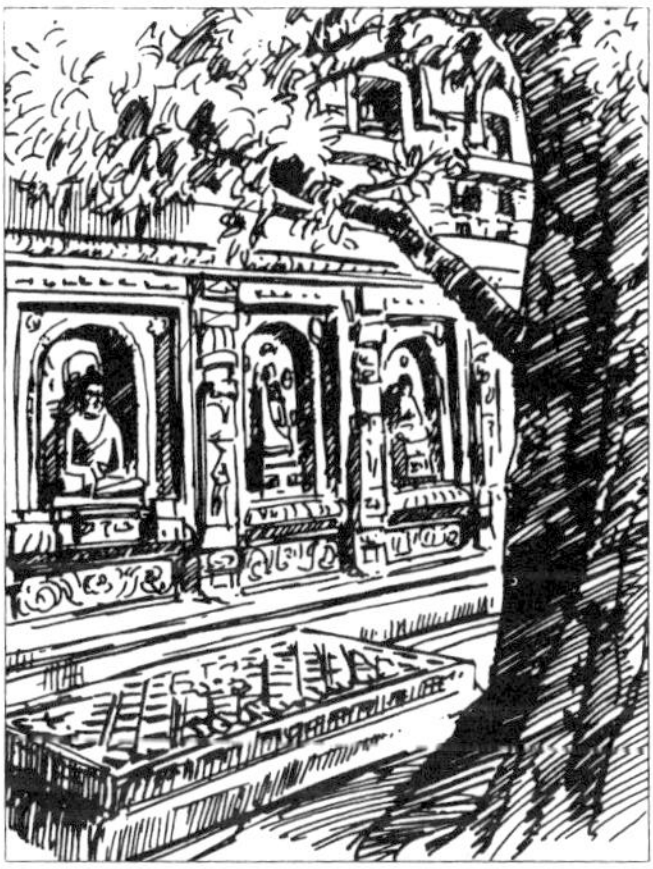

写真1　金剛宝座

ブッダはブッダガヤの大精舎の西で悟りを開いた。現在はその場所を金剛宝座といっている。そしてこれを菩提樹が枝を広げておおっている。

物質すなわち風大・火大・水大・地大の四大元素から構成されているという思想が大いにもてはやされた。私はこの古代において、人間は大宇宙と同じであるというすばらしい思想をすでにもっていたということを知ってほんとうに驚いた。かくしてインドの仏教には人間は宇宙と同じであるという思想があることがわかったのである。

これによって私は、もっとも気にしていた死の恐怖ということについて、人間は死亡すると宇宙に帰るということが体得できるようになり、死の恐怖は次第に消滅した。

この思想は、生きとし生けるものはすべて平等であり、同じ生命を持っているという日本の縄文時代（紀元前三世紀以前に一万年続いた）以来の信仰の世界観と一致するのである。また人間ばかりでなく、動物や植物、さらに山や川にまで、仏性（仏になれる素質）があるからすべて仏になれるという山川草木悉皆成仏（山でも川でも草でも木でもすべてのものは仏になれる）の思想を説いた最澄（七六七〜八二二年、日本における天台宗の開創者）の教えや、坐禅を組んで修行すれば、ブッダと、さらに山川草木とも一体となり、ついに宇宙と一体となる境地に到達すると説いた道元（一二〇〇〜一二五三年、日本の曹洞宗の開創者）の教えも上記の思想と一致するのである。そして、現代の生化学の技術によって発見された遺伝子のDNAは、人間にも動物にも植物にも共通にあることがわかった。これは生きているものすべての生命は同じであるということを科学的に証明しているのである。これによって宇宙に存在するあらゆる生物と人間とは一体であるという仏教の思想が正しいということが証明されたのである。

二つめは、私がインドのブッダガヤにおいて村民の健康および罹病状況の調査を行う機会があり、一九七八年八月下旬より一二月下旬までの五か月間日本寺に滞在した。この期間、毎日本堂で朝五時から六時まで一時間坐禅を行った。はじめの一週間は眼をとじて気持ちを落ち着かせようとしてもいろいろな雑念が浮かんできて、なかなか気持ちが落ち着かなかったが、次第になれてくると雑念も浮かばなくなり、臍《へそ》の下がからっぽとなったような感じとなって、なにも考えずにじっと座っておれるようになった。するといままで全く気がつかなかった気持ち良い外気が本堂の中に入ってきて、さら

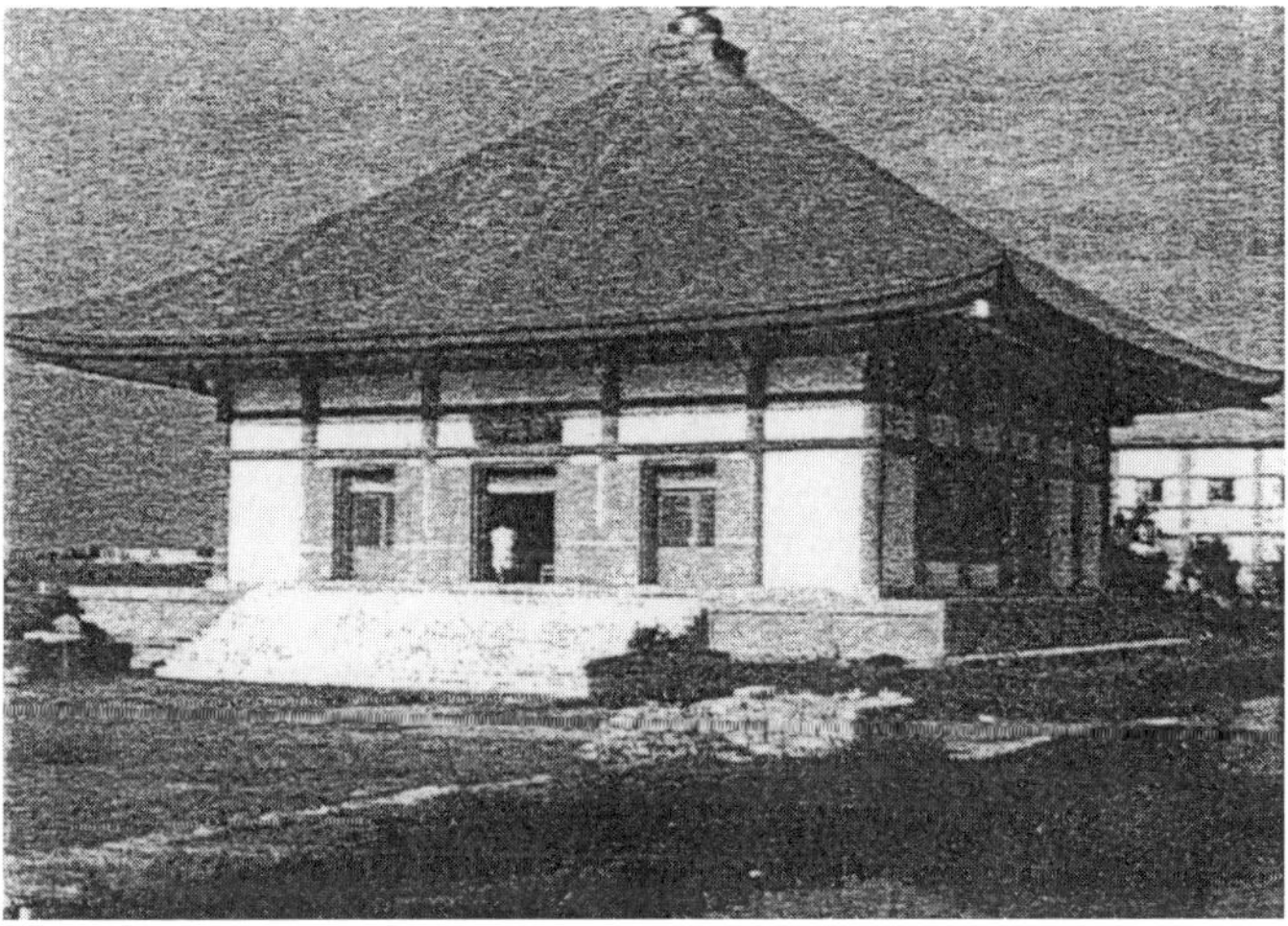

写真 3　日本寺の本堂

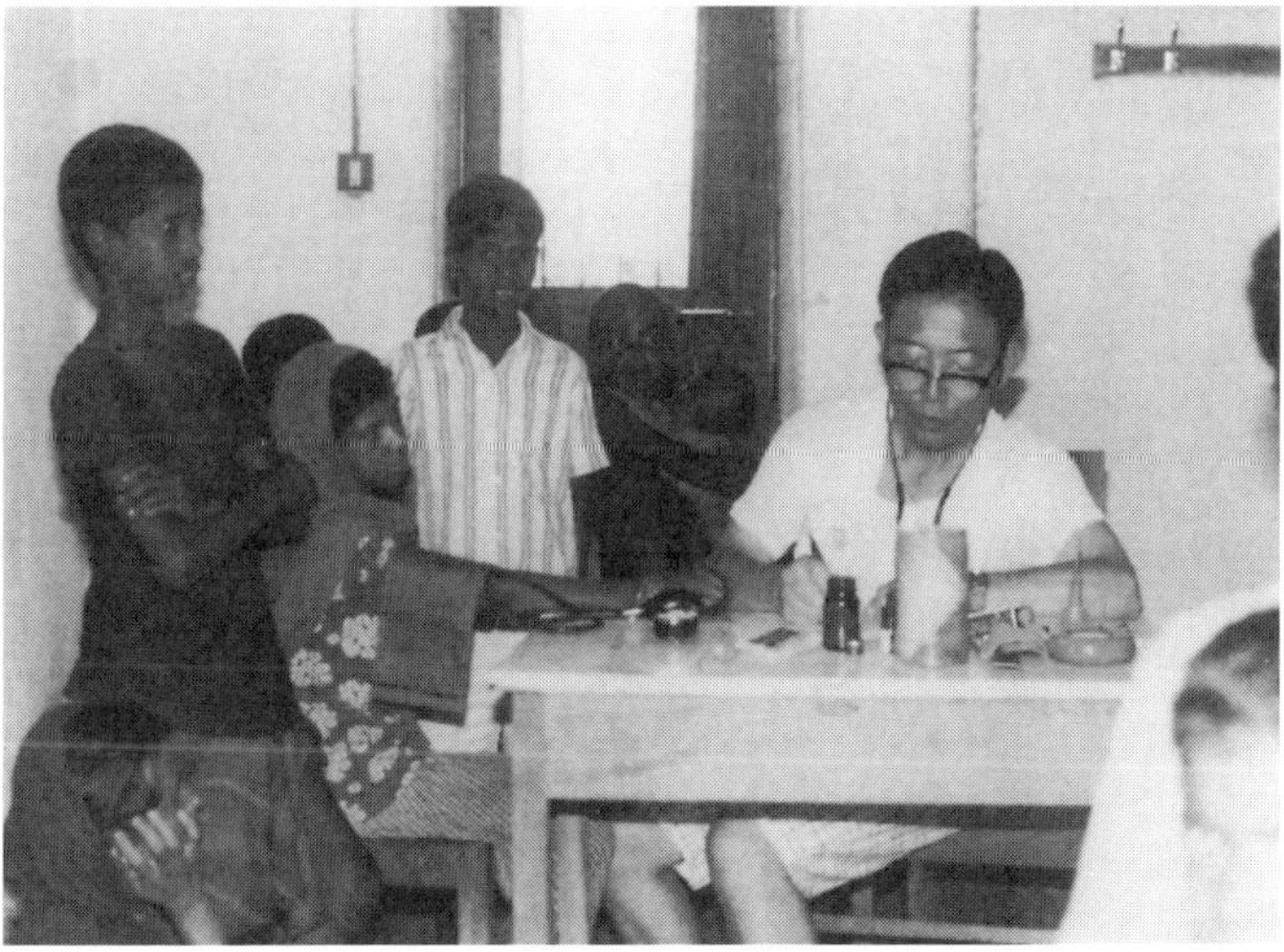

写真 4　ブッダガヤにおける診療中の筆者(杉田)

に気持ちがひきしまり、静かな環境の中で雀がチュウチュウとさえずるのが聞こえてくると、自分は本堂の中にいるということが次第に薄らいできて、自分はまったく大自然の中にポツンといるにすぎないという心境にたびたびなった。と同時に、自分は大自然と一体であると実感することもしばしばあった。以上の二つの出会いをキッカケとして仏教の教えを真剣に考えるようになった。

生きているもの、すべての生命は同じであり、人間と大宇宙（自然）とは同じであることがわかってくると、今までの自分の人生についての考え方が間違っていたことが、わかってきた。ブッダはわれわれ人間の人生は「苦」であるという。そしてその苦には生の苦、老の苦、病の苦、死の苦の四つの苦しみがあるという（これを四苦の苦諦という）。ではなぜわれわれの人生は苦しいのか。それは深い欲望（煩悩）をもって生きているからである。したがってこれを滅ぼせば静かな迷いのない人生を送ることができる。それには次の正しい八つの方法（これを八正道という）を行わねばならない、それは正見（正しい見解）、正思惟（正しい思考）、正語（正しい言葉）、正行（正しい行い）、正命（正しい生活）、正精進（正しい努力）、正念（正しい考え）、正定（正しい瞑想）の八つであると述べた。ここで正しいとは道徳に反しない清らかなことをさすのである。これは仏教の根本的な教えであって理想的な修行法である。この修行を正しく実行するには、人里離れた山に入り、生きるに必要な最小の食糧を信者からもらいながら厳しい修行を行わねばならなかった。ところがこの修行にたいして批判をするものが現れた。なぜなれば、仏教は大衆を救う教えであるのに欲望を厳しくしりぞけ、人里離れた山中で難行苦行をしなければいけないのであれば、多くの大衆を救うことは、とてもできないというのである。

かくして紀元前後に大乗仏教が現れた。この仏教の教えは、欲望を厳しくしりぞけないである程度コントールし、山を下って人里の中にはいり、慈悲の精神をもってすべての人とともに正しく生き、さらにすべての人が救われるうに努力する教えである。

さて今日の進んだ物質文明の社会をつくったのは、近代ヨーロッパ哲学であり、科学技術であった。近代ヨーロッパ哲学の開祖デカルトは、自然を人間に対立する物質としてとらえた。そして自然の法則を知ることによって、自然を征服することができたのである。この人間による自然支配の結果がどうなったであろうか。地球の将来に多少でも関心を持つ人は深い憂えをおぼえざるを得ないのではなかろうか。しかし人間の飽くことがない自然支配の欲望は尽きないのである。今こそわれわれ人間は大宇宙と同じであるという仏教の教えをしっかりと身につけて、動物や植物の命を尊敬し、さらに自然を尊敬して、自然および動物・植物と調和して共生し、地球を守る方法を考えなくてはならないと確信した。これが私が体得した仏教の教えである。

第二章

ブッダの医学

1　大医王・ブッダ

仏典はブッダが悟りを開いてから死ぬまでの四五年間に弟子たちに説いた説法である。ブッダは、身分の高いものから最下層の人々まで、教養の高いもの、そうでないものなど、極めて広い階層の人たちに、相手の能力や教養に応じて教えを説いた。ブッダの死後、大勢の弟子たちが集まってブッダの説いた説法を編集し、これを後世に伝えたものが仏典である。

ブッダの弟子たちが集団生活を営むに当たっては、彼らを統率し、彼らの融和を図ることが必要で、そのための教団の規律を説いた仏典が「律」と呼ばれるものであった。さらに集団生活を営み、活動をするにあたっては、常に健康を保つことが必要で、ブッダは「律」の中に、弟子たちの守るべき数多くの病気の予防法、個人衛生などの養生法を説いている。

また、病人に対する看病に関しても、適切な教えを授けている。ブッダはカピラ城主浄飯王の太子であったころ、帝王学のひとつとして医方明を学び、出家成道後、弟子の一人である名医耆婆《ぎば》との出会いもあり、当時の優れたインド医学を習得したものと考えられ、専門家にも劣らぬ医学知見、体験を得ていたと思われ、「大医王」と称せられている。医方明は当時の学術を五つに分類したものの一つで、「不調、息病、寒熱」などに対する病因と治療についての学習である。

仏典に見られる医療から、当時すでに内科・外科・産婦人科・小児科などの診療科があり、驚くほど高度な医療が行われていたことが分かる。当時のインド医学は現代の医学にも匹敵するほど発達したものであった。ことに、外科学の発達は驚くほどのもので、耆婆という名医はブッダの教えに従って多くの優れた医療を行っている。骨折や脱臼の処置、腫瘍の摘出、瘻孔《ろうこう》の切開などが行われており、腸閉塞の開腹術を行い、開頭術により脳の手術に成功している。これら耆婆の卓越した能力は、近代医学にも遜色のない立派な医療である。医療器具として当時使われたものは、今日とほとんど変わらないものである。ブッダは、耆婆にこのような医療をさせ、弟子たちにも教えている。また、個人衛生でも、日常生活の厳しい摂生を説き、衣服、運動、飲食などに関しても細かく定めて今日の予防医学と比較しても遜色のない、完璧な衛生事項を指示しているのである。

さらに、宗教家としてのブッダは、医師が医道をまもることを厳しく論じて、医の倫理を強調するとともに、看病人、患者に対してもそれぞれが守るべき道を訓戒している。ブッダは常に、病気は医師の力のみによって治るものではなく、医師と看護人・病人の三者が一体になって、互いにその分を守り、協調して初めて治ると強調しているのである。

このように、仏典に見られるブッダの医学は、他の宗教に見られるような呪術や祈禱によるものではなく、正確な医学知識に裏づけられた科学的なものである。

(1)名医耆婆

ブッダの医学といえば、まず耆婆の治療があげられる。ブッダの医学のうちで、特に外科的治療の進歩は著明で、医学の他の分野を引き離し、ほとんど独創的ともいえる地位にあった。

①痔瘻《じろう》の手術

大便中に出血する瓶沙王に対して、耆婆は問診をして病態を聞きだし、痔瘻と診断している。耆婆は温水を盛った鉄槽の中に王を座らせ、頭から呪文を唱えて王を眠らせ、メスで瘡口を切開し、膏薬を塗って瘡を治癒させたのである。手術は催眠術を用いた全身麻酔下で行っている。王は催眠中の手術を全く知らなかったという。

②開頭術

開頭術とは、頭蓋骨を切り開き、脳を手術する療法である。耆婆は、現代の脳手術とほとんど変わらない方法で、開頭術に成功しているのである。

王舎城内のある長者が頭痛に悩み、多くの医師が診断し治療を試みたが、ことごとく失敗し余命七年、五年、七ヶ月などと告げた。耆婆は長者を診察し、手術を決断する。長者に塩辛いものを食べさせて、口渇を訴えたところで酒を飲ませて酔わせて眠らせた。酒を利用しての全身麻酔、世界最初のアルコール麻酔である。

床の上に身体を固定して手術を行った。利刀を用いて長者の頭皮を切り、頭頂骨を開いた。仏典には「虫頭中に満つ」と記載されている。虫であったのか、それとも脳腫瘍をこのように表現したのかもしれない。

耆婆は病巣を摘出し、頭頂骨を合わせ、頭皮を縫合して膏薬を塗って手術を終了している。手術時の出血、感染、後遺症などの恐れを見事に克服して、手術に成功したのである。

耆婆の卓越した技術から、当時のインド医学の水準が驚くほど高いレベルにあったことが分かる。ブッダは弟子たちに禁酒を命じていたが、薬としてのアルコールの使用は認めており、耆婆は、アルコールによる全身麻酔により人々の疼痛を除去するという温かい心の持ち主であったことがうかがわれるのである。

わが国では、一九世紀に至って、華岡青洲が「朝鮮朝顔」から麻酔薬をつくり、全身麻酔による乳癌の手術に成功している。

③腸閉塞の手術

腸閉塞は、早期に診断し、適切な治療を行えばさほど難しい病気ではない。しかし、しばしば早期に発見するのは困難なことも多く、診断が遅れ治療が適切でない場合は命を落とすことさえある病気である。

仏典に記された手術の様子を概略したい。

二五〇〇年も前に、耆婆は腸閉塞を正しく診断し、その手術に成功しているのである。

長者の子供が遊んでいるうちに、食物も通らず、ガスがたまり、大小便も出なくなって痩せ衰え、顔面も黄色になって、皮膚の血管まで浮き出るようになった。耆婆が呼ばれたが、家族は子供がすでに死んだと思っていた。耆婆は子供は死んではいないと判断し、手術にとりかかったのである。現在は、腹部のケントゲン写真を撮れば特有の線が見られ、腸閉塞の診断は容易だが、勿論レントゲン写真のない時代、耆婆がいかに卓越した診察眼をもった名医であったかということが推察される。

耆婆は利刀で開腹し、腸の一部が結ばれて通過障害をおこしていることを家族に説明し、その絡んだ腸をもとに戻して、腹を縫い、膏薬を与えて手術を終え、長者の子供の腸閉塞は治癒している。

現代の手術とまったく変わらない手術が行われているのである。麻酔についての記載はないが、仮死状態のもとでの手術であったので必要がなかったのではないかと考えられる。

全身麻酔下での開頭術による脳の手術、腸閉塞に対する開腹手術など、耆婆の時代のインド医学が、いかに発達していたかに驚嘆するばかりである。脳の手術は、消毒や麻酔、手術技法などが発達した今日でも、優秀な設備の整った医療施設において脳神経外科の専門医のみが行いうる手術であり、近代西洋医学で脳外科手術が行われるようになったのは一八八〇年代のことであり、安全に行われるようになったのは最近三、四〇年である。腸閉塞の手術が行われたのは、中国では五世紀の頃といわれ、わが国においては明治末年のことである。

⑵ブッダの医の倫理

『薬師本願経』には、衆生の一切の病気を癒すとともに薬のないものには薬を、看護のできないものには看護を、家のないものには住む家を与えたいと記されている。医師に対しては医術を磨き、医学に精通することを教えるとともに、医師および看護人に対しては慈悲の心を旨とし、いやしくも病人の弱みにつけ込んで利財をむさぼることのないよう厳しく戒めている。ブッダの求めた医師像は、このようによく医術を学び人道愛にあふれた医師であった。

さらに、ブッダは病気の治療にあたっては医師・看護人・患者の三者がよくそれぞれの守るべき道を守って、一体となって治療に当たってはじめて病気は癒えるものであるとし、それぞれが守るべき道を医戒・看護人戒・病人戒として示している。

これまで、多くの論者によって医の倫理、医道が提唱されているが、医師・看護人・病人の三者の共調によってはじめて病気の治療がなされるとしたものはない。

①医　戒

『金光明最王経』には、医師に対する訓戒が詳細に記されている。

医師は常に医術の修練に邁進しなければならない。医師は気候の変化をわきまえ、風病・熱病など病気の種類を知って、その治療方法を会得しなければならない。そして、それぞれに適した薬や食餌を与える。さらに、いつの場合でも慈悲の心をもって病人に接し、いやしくも利財を求めるような心を持ってはならない、としている。

病人の生命を預かる医師が、優れた医術を会得する必要のあることは当然である。しかし、それにも増して、医師が病人の弱みにつけ込んで、利財をむさぼるようなことがあってはならないとしているのである。

医師は、冷静な科学者であると同時に、宗教的温情の持ち主でなければならない。宗教的な暖かい思いやりによって病苦を癒し、苦悩を緩和することが必要である。いかに医学、医療技術が進歩しても、病気は医師の技術、医学の知識のみで治癒するものではない。病気に伴う精神的、スピリチュアルな苦痛や苦悩に対しては、医師の宗教的な暖かい思いやり、慈悲のこころが必須である。

科学信仰のもと、病気が医学のみですべて治癒させうるとの考えが一般的となっている今、改めて、宗教的温情、慈悲の心を持った医療を唱えるブッダの医戒を、広く人々に知っていただきたい。

日本医師会の「医の倫理綱領」において、医師は生涯学習による知識と技術の習得に努めること、病人の人格を尊重し、やさしい心で接すること、営利を目的としないなどの綱領を示しているが、これをブッダの医戒と比較したとき、ブッダの医戒では、これらをすべて包含し、さらに具体的な医師に対する訓戒となっているのである。

②看護人の心得

ブッダは仏典のいたるところで看病人の心得を説き、常に慈悲の心で看病にあたるべきことを強調している。病気を癒すために医師の治療が大切であることはいうに及ばないが、さらに看病人が真心をもって病人を看病し、世話することが必須である。ブッダは看病人に関する厳しい規律を定め、それを看病人に徹底せしめて、看護の万全を期したのである。

「看病は仏に仕えると同じことで、これは八福田に入りうる善行である」としている。八福田とは、⑴曠路、美井をつくる、⑵水路、橋梁を造設する、⑶険路を平治する、⑷父を孝養する、⑸沙門を供養する、⑹病人を供養する、⑺苦厄を供養する、⑻無遮大会（一切の魂を救う法会）を設けるの八行のことである。病人の看護は、父母に孝養をつくし、沙門を供養することにも増して大切なことだとしている。ブッダは、病気の治療にあたっては、看病人の役割がいかに重要であるかを知っていたのである。

看病の五法として掲げられているものは、看病人としての心得あるいは資格である。例えば「四分律」四一における五法は、一に病人の食うべきか、食うべからざるかを知り、食うべきをよく与う、二に病人の大小便、唾吐を悪賤せず、三に慈悲の心ありて、衣食のためにせず、四によく湯薬を経理すること、五によく病人のために説法し、病者をして歓喜せしめ、おのが身をも善法において増益す、などである。

さらに、教典には随所に、病人の介護がいかに重要であるかが、繰り返し説かれている。服部敏良(一九八二)は、それらを以下のごとく要約している。

一　慈悲の心を以て病人に接すること
二　湯薬を調合、按配して与えること
三　病人の好憎を察知して、病人に適した食物を与えること
四　病人の汚物も嫌がらずに取り扱うこと
五　病人のために法を説き、病人が法に歓喜するよう努力すること
六　病人に物欲しげな態度を示さないこと
七　欲にとらわれて力をおしみ怠けたりしないこと

看護人に関する戒めとしては、非常に優れたものであり、これを現代に適用しても、随分と益するところの大きい戒めである。医療技術の高度に発展した現在、ともすれば、看護人の役割が軽視される傾向にあるが、改めて慈悲の心を持った看護が見直されなければならない。

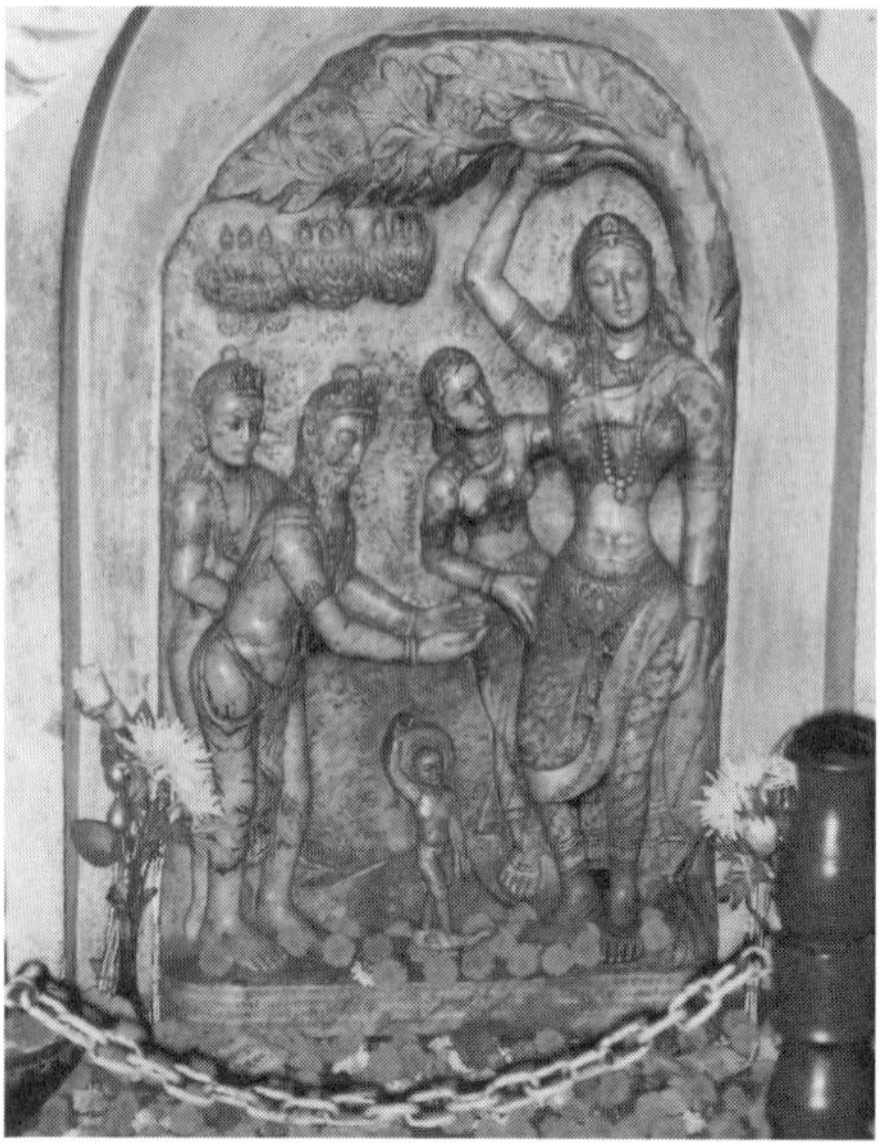

写真5　ブッダ誕生を描いた石像
（ネパール・ルンビニー）

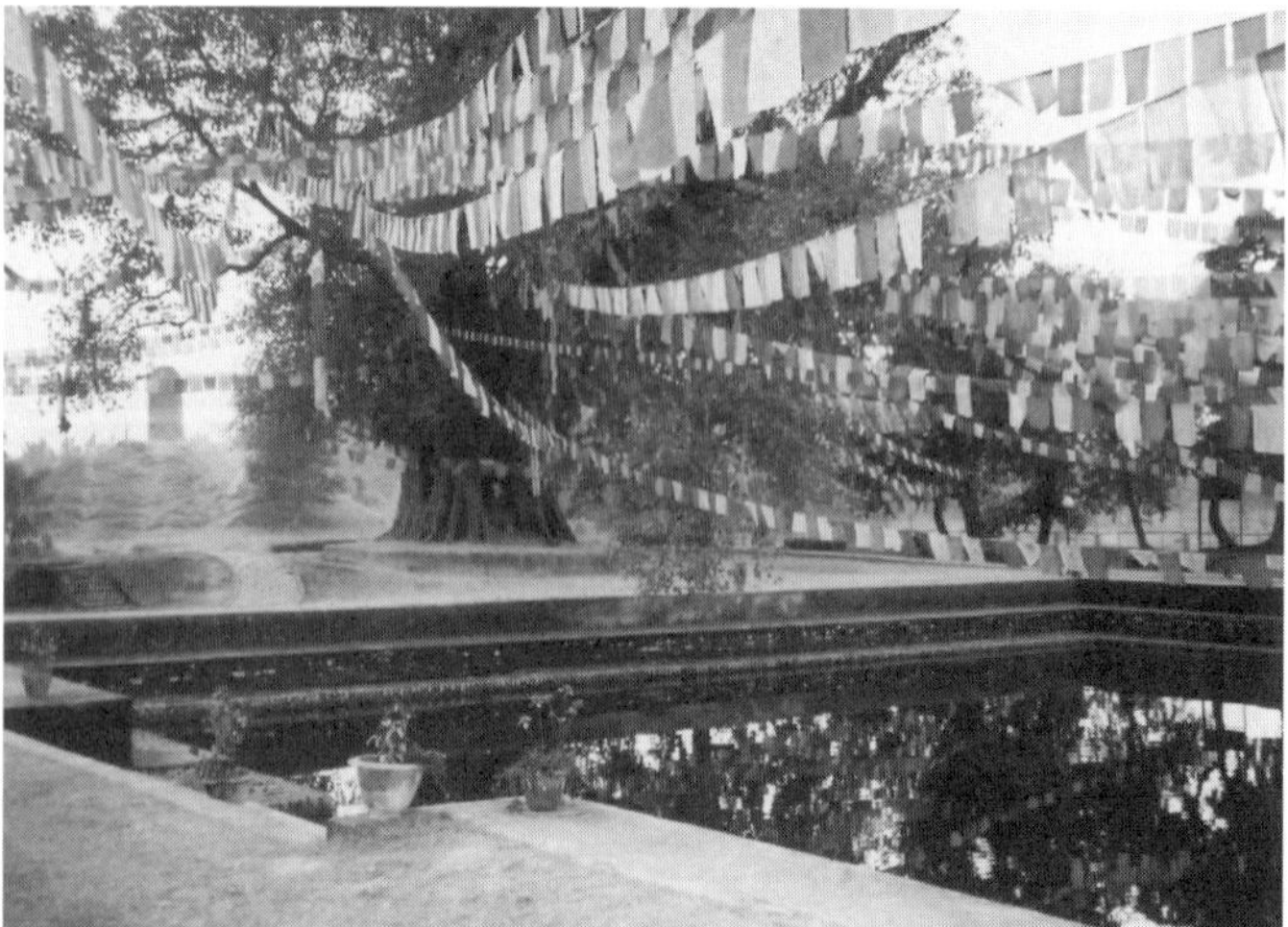

写真6　マーヤー夫人が出産前に沐浴し、ブッダが産湯を使ったといわれるプスカリニー池（ネパール・ルンビニー）

③病人の心得

病気の治療において、医師や看護人が戒めに従って、懸命に治療し看護に当たっても、病人が医師の指示を守らず、看護人との信頼関係を持てない場合は病気の治療は期待できない。ブッダは、医師や看護人の心得とともに病人に対しても、数々の仏典で五法または七法などの守るべき戒律を示している。

「四分律」四一では患者の五法として、一に食すべからざるを食せず、二に喜んで薬を服す、三に如実に瞻病者（看護人）に語る、四に行くべければ行き、行くべからざれば行かず、住すべければすなわち住す、五に身に苦痛あるもよく忍び、身少しく能作あるも、すなわち病人となる、としている。

このような心得が、さまざまな仏典に繰り返し説かれている。

これら仏典に説かれている病人と看護人の心得は、現代の医療現場にも十分通用するものである（写真5・6）。

2　ブッダの医学とアーユルヴェーダ

ブッダは、病人に対する治療法、病人の心得を説き、集団生活を営む弟子たちに対して、病気の予防に関する具体的な対策について、折りに触れ、極めて適切な指示を与えていたことが仏典に記されている。仏典では、医師の倫理が強調され、患者が守るべき道を示し、僧侶に対しては、看病は僧侶の最大のつとめのひとつであるとされている。ブッダは、当時の文化を幅広く吸収し、医方明を学び、名医耆婆との接触により、医学に対する豊かな知識をもっていたと考えられる。ブッダの学んだ医学は、インド伝統医学、アーユルヴェーダであったと考えられる。アーユルヴェーダには、ブッタの仏教の法の理論的ベースとなったと考えられる事項が多く見られるのである。

⑴アーユルヴェーダとその歴史

アーユルヴェーダは紀元前三〇〇〇年にその源を持つといわれるインドで広く実践されている土着の包括的医療で、病気を治す、あるいは症状を一時的に抑えるだけの役割しか果たさない医療ではなく、人間の寿命を全体としてみる「寿命の科学」である。即ち、受精から死に至るまでをいかに幸福に過ごすかを教える、哲学・宗教をも含んだ医学・人生の知恵がアーユルヴェーダである。臓器を診る医療から組織へ細胞へと細分化する現代の西洋医学は、人間をものとして、分析的に考える方向にあり、病気の治療法が第一となって、病人を人として診ること、病気の根本原因を極め、病気の予防を研究するという分野がないがしろにされている。このような現代西洋医学の方向に警鐘を鳴らす医学として、中国漢方医学とともに世界的評価をうけ、インド伝承医学、アーユルヴェーダが今改めて見直されている。

アーユルヴェーダとはインドの古い言葉であるサンスクリット語である。「アーユル」は生命ないし生活を意味し、「ヴェーダ」は科学あるいは知識という意味で、合わせて「アーユルヴェーダ」とは、「寿命の科学」あるいは「生命の科学」を意味する。つまり、アーユルヴェーダは身体のみでなく、生命をみる学問である。

インド医学書では、医者の先祖は梵天（Brahman）であり、これは古代インド人の宗教思想を反映するもので、インドの医学が非常に宗教的であり、精神療法を重視していたことを示すものであろう。紀元前七世紀に最初の古典がまとめられたといわれ、紀元前後に現存する最古の内科書『チャラカ・サンヒター』が生まれ、やや遅れて外科書である『スシュルタ・サンヒター』が編纂された。これらの古典を著わしたチャラカ、スシュルタは実在の人とされているが、その経歴・年代は不明である。サンヒターは著作集を意味する。

『チャラカ・サンヒター』では、最初に宇宙の誕生について記載されている。

古代の賢者はこの世にあるものは全て、生まれるとともに姿を変え、常に変化し、時とともに消滅するとしている。しかし、その背後に全く変化しないものが存在するとし、それを純粋意識（プルシャ）としている。しかし、プルシャに宇宙を生み出す意思、すなわち根本原理（プラクリティー）が存在して初めて宇宙を生み出したとされている。そして、その意思に基づいて最初に作られた具体的なものが普遍知性（マハト）であり、マハトはその後に生まれる現象界の全てのものの秩序を保つとされている。このマハトから、物事を他と区別する個別知性が生まれたと説明されている。個別知性から五元素が生まれ、この五元素からアーユルヴェーダの最も重要なトリドーシャ理論が生まれた。

このように、アーユルヴェーダの最も基本的な原理、トリドーシャ理論は、宇宙創造の思想を生んだインド哲学と深く関連している。

アーユルヴェーダの八つの部門（鬼神学・毒物学・長寿学・強精学・外科学・小外科学・内科学・小児科学）について触れているが、主に内科を中心とした書物である。全八巻一二〇章の膨大なものであり、薬物に関する膨大な記載、食事と睡眠に関する詳細な記述があるが、単に医術のみでなく、医師のための倫理や道徳を述べた章もあり、宗教・哲学と生命の関係に関しても詳細に述べられており、医学が広く人間性の問題として扱われていることが分かる。医学の目的は肉体的・精神的な病気からの解放を通じて、究極的には人間を解脱《げだつ》へ導くことだとしている。

また、医者に対しての高い道徳性が求められており、自分の生命が危険にさらされていても病人の治療に努めなければならぬことや、病人を苦しめたり、婦人と親しくなったり、財産を求めるというようなことは考えるだけでも不正なことであり、病室に入る場合は服装を正し、頭を垂れ、まじめな、正しい態度で十分の注意を払い、病人のこと以外に病家の内情などをしゃべるべきでない、などの最近問題となっている医師の守秘義務などに関する詳細な記載もある。

『スシュルタ・サンヒター』は、紀元一～二世紀にスシュルタによって編纂されたといわれている。スシュルタは、インドラの弟子で、外科学に優れていた。「王の出陣中の生命保持の方法」などが詳細に記載され、薬や鉱物の治病性能に通じている医師、ヴェーダの経文が読める僧侶も、力を合わせて王様を死から守らなければならないとしている。また、医師、患者、医薬及び看護人は、医療の基本要素であり、この四者がそれぞれに適正、自制、誠実と注意深さに完全ならば、いかに危険な病気も直ちに治し、あるいは速やかな過程でよくなることができる、としている。医療の場で、チーム医療の必要性が叫ばれている今、改めて注目すべき内容である。

(2)アーユルヴェーダの体質(プラクリティ)

アーユルヴェーダでは、人間を小宇宙と考え、身体は、空・風・火・水・地の五つの構成要素からなるとされ、これらから生まれるダートゥ、即ち血液、筋肉、脂肪、骨、骨髄、精液、フサ(腸で消化吸収された食物)の七つの調和が乱れると病気になる、その調和を図ることによって健康を取り戻すことができるとされている。また、調和を破る原因は三つの生体要素であるトリドーシャ、すなわちヴァータ、ピッタ、カパの過不足であって、それによって病気が起こるとされている。

アーユルヴェーダでは人間の体質を、ヴァータ、ピッタ、カパの三つに分けている。身体の奥に潜むヴァータ、ピッタ、カパの三つの生体要素の割合で体質が決まり、このエネルギーのバランスが崩れると病気になると考えるのである。健康な人とは、均衡のとれた体質を持っている人である。すなわち、ヴァータ、ピッタ、カパが量的にも質的にも正常であることである。しかし、均衡のとれた健康な体質を持った人はほんのわずかで、私たちの大部分は、ひとつ、ふたつのドーシャが乱れていたり、三つ全部が異常であったりするなど、不健康な体質を持っている。質、量のいずれかの異常がどのドーシャで目立っているかによって、体質が決まる。

①トリドーシャ理論

インドでは、宇宙や人間は、空・風・火・水・地の五元素からできていると考える。これら五元素のうち動きのある風の要素を持つ生体要素がヴァータ、火の要素がピッタ、水の要素がカパで、これら三つのドーシャに関するトリドーシャ理論がアーユルヴェーダの最大の特徴である。

ヴァータ・ドーシャ：ヴァータは、乾性、軽性、変動性、粗性、清澄性、冷性、動性の性質を持っており、運動のエネルギーとして、体内での物質の運搬や循環に関係し、排泄にも関与している。ヴァータが増大すると循環器疾患（高血圧・狭心症・心筋梗塞）、脳・血管障害（脳卒中・神経系疾患）、大腸疾患、腎臓疾患などを起こしやすくなる。

ピッタ・ドーシャ：ピッタは熱性、鋭性、流動性という性質を持ち、エネルギーの変換の役割をして、代謝や消化に関係する。増大すれば胃・十二指腸潰瘍、肝・胆・膵疾患などを起こしやすくなる。

カパ・ドーシャ：カパは油性、滑性、柔性、安定性、緩慢性、硬性、重性、遅性などの性質を持ち、結合のエネルギーを持って、身体の構造を保つ働きをする。体力にも関係する。カパが増大すれば糖尿病、気管支喘息、関節疾患などを起こしやすくなる。

②体質

人間の体質を大別すると、ヴァータ体質、ピッタ体質、カパ体質の三つに分けられる。また、二つのドーシャを同じように持っている人もあり、三つのドーシャを同じように持っている人もある。

上記の三つの体質に、ヴァータ・ピッタ体質、ピッタ・カパ体質、カパ・ヴァータ体質、ヴァータ・ピッタ・カパ体質の四つを加えて、七つの体質がある。アーユルヴェーダでは、それぞれの体質に応じて、日常生活の過ごし方を指導しており、それによってドーシャのバランスをとり、病気の予防、治療、自然治癒力の増強を図るのである。

ドーシャは、年齢、季節、一日のうちの時間帯でも変化する。時間帯、季節によるドーシャの変化に合わせた生活を送ることによって健康状態を向上させるのである（図1）。

稲村晃江氏の著書から、三つのドーシャの性質、作用、身体内組織の主な部位、かかりやすい病気を示す（表1）。

③アーユルヴェーダと食事

アーユルヴェーダでは、身体の不調和は不適当な食物摂取にあるという観点に立ち、食事を大切にする。食物の選択、摂取法は全てドーシャ理論に基づいている。

食べ物はアグニと呼ばれる消化の火によって、食物から体に必要な物質へと、次々に変わってゆき、残ったものが体外へ排泄される。アグニの能力以上の食物が体内に入ると体内に未消化物が溜る。こ

図1　トリドーシャマンダラ

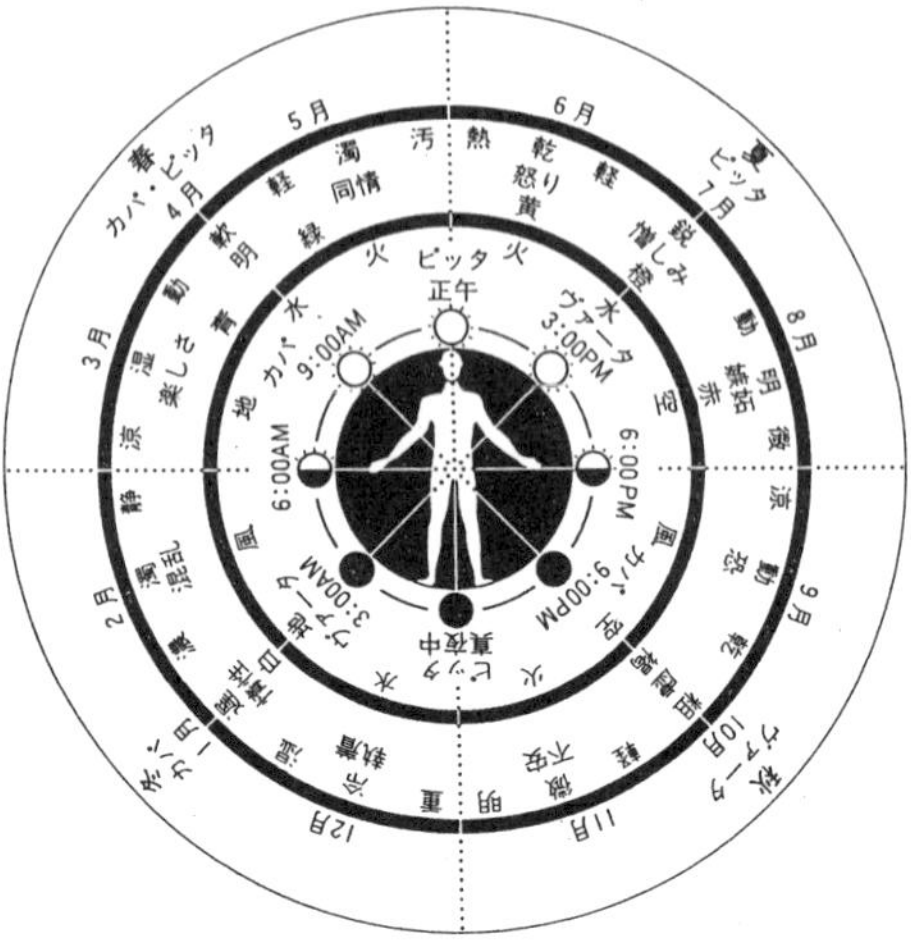

表1　トリドーシャのポイント

ドーシャ	ヴァータ　風の要素　運動エネルギー	ピッタ　火の要素　変換エネルギー	カパ　水の要素　結合エネルギー
性質	軽　動　冷　速　乾燥	熱　鋭　軽　移動	重　冷　油　緩　停
作用	運動　伝達　運搬	代謝　消化	同化　結合　維持　体力
身体内組織の主な部位	骨　神経　皮膚　耳　大腸	血液　皮膚　胆汁　胆のう　膵臓　胃　腸　眼	関節　筋肉　粘膜　呼吸器　喉　鼻
かかりやすい病気	坐骨神経痛　冷え症　パーキンソン病　心疾患　頭痛　腰痛　片麻痺	胃、十二指腸疾患　肝臓、膵臓疾患　血液疾患　アルコール中毒　皮膚病	気管支疾患　喘息　糖尿病　鼻炎　花粉症　蓄膿症　関節炎　腫瘍　肥満

の未消化物をアーマと呼ぶ。アーマはスロータスと呼ばれる体の管の中に溜り、それを詰まらせ、ドーシャの流れが不良となり一部に溜り、ドーシャのバランスが乱れる。アーマを溜めないためには、食べ過ぎないこと、アグニを強めることが必要で、そのためにインドではさまざまな香辛料を使用する。アーユルヴェーダでは食事の指導を食物の味を指標として行う。味には、甘・酸・塩・辛・苦・渋の六味があり、ドーシャの増減は味と関係する。例えば、ヴァータの過剰な人には、栄養価の低いものは避け、重いもの、味でいえば甘・酸・塩の三味のある食事をすすめている。ピッタ体質は、辛いもの、酸っぱいものは避ける。また、カパ体質の人は栄養価の高いものは避け、甘いものは避けて、栄養価の低いものを摂る。

④ドーシャのバランスと健康

ドーシャが過剰となって蓄積し、さらに増加すると、周囲に拡散してゆく。「アーマ」が溜ったところではドーシャが集まりやすく、ドーシャが局在化し、そこに症状が出てくる。アーユルヴェーダでは症状が出る前にドーシャを正常化し、健康な状態に戻す。その結果、病気を予防し、健康を増進させ、自然治癒力を向上させるのである。

(3)アーユルヴェーダの診断・治療

アーユルヴェーダの診断では、中国医学と同じように望・聞・問・切の四診が行われる。医師は五感を用いて診断をするが、脈診・舌診の他に、重要な診断法のひとつとして尿診が行われる。尿診では、器の中に採取した尿に油を一滴たらし、油の拡散の速度やその状態によって、三つのドーシャの増減を知るのである。ヴァータは軽性・速性により拡散しやすく、カパは重性・遅性により拡散が遅い、ピッタはその中間である。脈診は男性では右手、女性は左手の橈骨《とうこつ》動脈で行われ、三つのドーシャ——ヴァータ、ピッタ、カパ——の増減を判定し、さらに疾病の部位、進行の程度、予後などを診断する。

アーユルヴェーダにおける全ての治療は、ヴァータ、ピッタ、カパという三つの体内の要素の間のバランスを確立することを目指している。

アーユルヴェーダの薬物治療は、薬物の持つ属性としての味の理論を基礎として行われる。熱性の患者には冷性の、寒性の患者には温性の薬物が投与される。広大なインド亜大陸に成育する何万という薬用植物は、疾病ごとに適用の分類が行われており、各個人の体質、病状に応じて処方される個の医学である。

アーユルヴェーダは浄化の医学ともいわれる。中国医学では、発汗法・吐法・下法が行われているが、アーユルヴェーダでは、吐法・下法・浣腸法・瀉血法・鼻洗浄法の五つの浄化法、パンチャ・カルマが現在も行われている。パンチャは五、カルマは処置を意味する。増加、悪化したドーシャを体外に排泄する方法である。カパは、胃内の毒素を口から排出させる吐法（ヴィマナ）によって、ピッタは、小腸から毒素を排泄させる下法（ヴィレーチャナ）により、ヴァータは下剤によって大腸から排泄させる浣腸法（バスティ）により、増加したドーシャを除去してドーシャのバランスを取り戻そうとするのである。頭部に蓄積したドーシャは鼻に油などを点鼻する鼻洗浄法（ナスヤ）により、血管に蓄積されたドーシャは、皮膚から直接排出させる瀉血法（ラクタ・モークシャナ）によって除去される。パンチャ・カルマの前処置として発汗法や油剤によるマッサージが行われる。発汗法としては、蒸気浴やサウナのような方法が行われる。マッサージではゴマ油に種々の薬草を混入したものが用いられ、過剰となったドーシャを除去する（写真7）。

　アーユルヴェーダでは、これらの浄化法に加えて、ドーシャの乱れを予防するために、日常の食

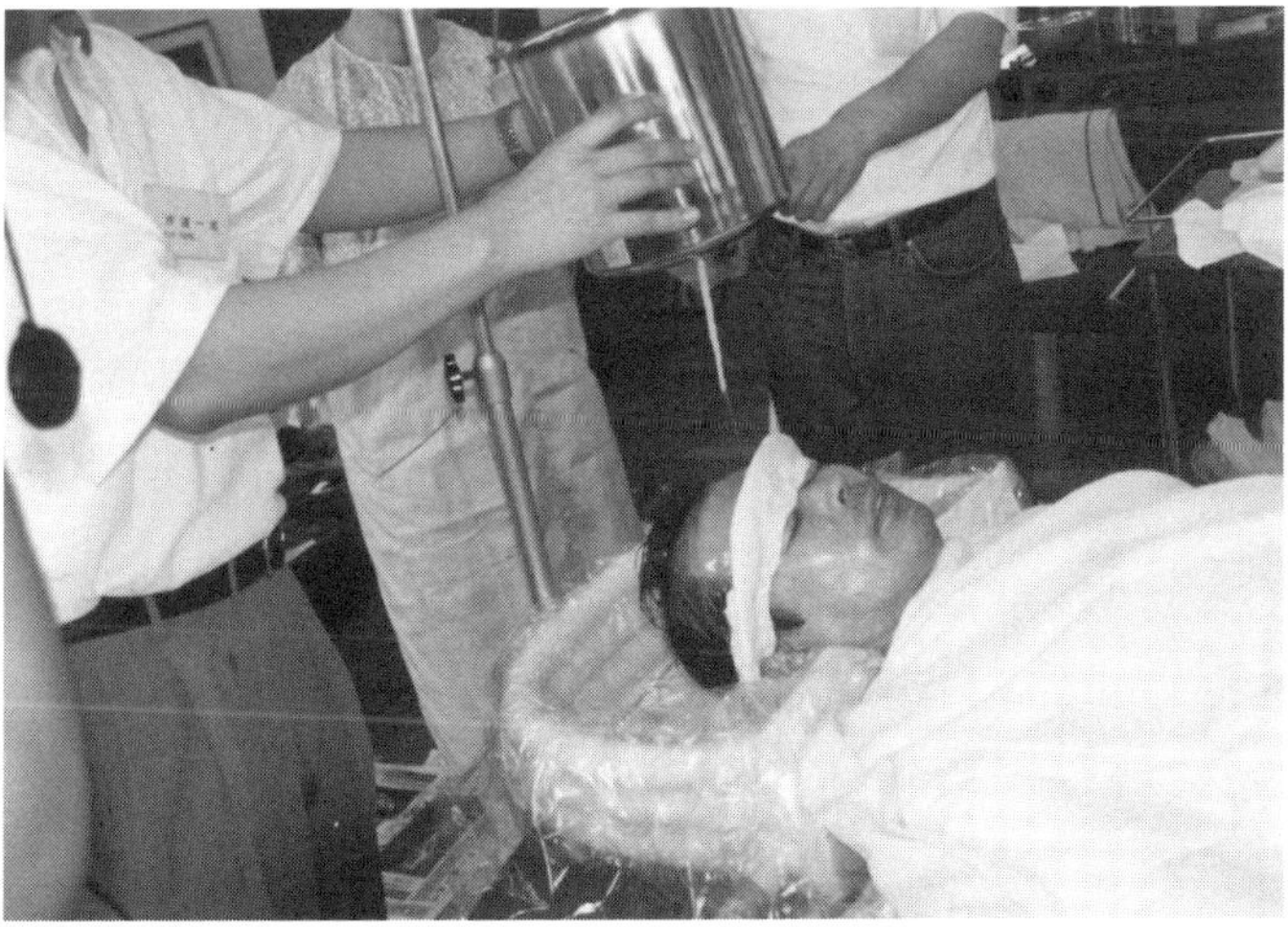

写真7　アーユルヴェーダによる治療（筆者の藤原医院にて）

養生や摂生法が確立されており、これを遵守することによって健康と長寿が全うできるとされている。

(4)ブッダの教えとアーユルヴェーダ

仏教の教理の多くが、アーユルヴェーダの理論をその基礎にしていることが指摘されている。丸山博氏は、ニーチェがブッダを生理学者と呼んでいることを指摘している（『読売新聞』一九八一年一二月二二日付夕刊）。

①四諦

四諦とは四つの真理のことで、苦諦《くたい》、集諦《じったい》、滅諦《めったい》、道諦《どうたい》の総称で、ブッダが鹿野苑における最初の法話（初転法輪）において説いたとされる仏教の根本教理である。

四諦の教えはしばしば治療原理になぞらえられている。即ち、苦諦は病状を知ること、集諦は病因を知ること、滅諦は治療を行うこと、道諦は治療法のことであるとされている。即ち、四諦の教えは、医師が病人を診察する際の順序と極めて類似しているといわれている。

苦諦　迷いを持った生存は苦であるという真理である。医学の病気の診断に相当する。

集諦　欲望の尽きないことが苦を生起させているという、苦の原因に関する真理である。医学では病気の原因に当たる。

滅諦　欲望の無くなった状態が苦滅の理想の境地であるという真理、即ち、苦を滅するためには、執着を絶って悟りの境地に達することである。医学では病気の治療に当たる。

道諦　苦滅にいたるためには八つの正しい修業方法（八正道）によらなければならないという真理
である。医学では治療法に相当する。

四諦は古代インドの医学知識に基づいて、それを仏教的に転訳したと考えられるのである。

病気、治療法に関して相当な知識を持っていたブッダが、四諦の教えを考え出す際に、診療の手順を利用したということは十分推察できる。
②八正道
八正道は、ブッダが最初の法話（初転法輪）において説かれたと伝えられる、苦を滅に導く次の八つの正しい道である。
正見　正しい見解
正思　正しい思惟
正語　正しい言葉
正業　正しい行い
正命　正しい生活
正精進　正しい努力
正念　正しい落ち着き

正定　正しい精神統一

以上の八つで、身体（身）・言葉（口）と思考（意）での均衡、中庸を保つことである。初期仏教の正道がなぜ八道であるかについて考察してみたい。

アーユルベヴェーダにおける医学分野は、

ブータビィディア（鬼神学）
アガタ・タントラ（毒物学）
ラサーヤナ・タントラ（長寿学）
ヴァージーカラナ・タントラ（強精学）
シャルリア（外科学）
シャーラーキア（眼科・耳鼻科などの小外科学）
カーヤ・チキツアー（内科学）
カウマーラ・ゾリティア（小児科学）

の八部門である。さらに、古代インド医学の一大特色は外科学の進歩であるが、その術式は剔出（腫瘍・異物）、切開（膿瘍）、乱切（頭部炎症）、穿刺（陰嚢水腫・腹水）、消息子検査（瘻孔）、摘出（異物）、圧潰（膿瘍）、縫合（麻糸、腱または尾毛を用いた）の八術式である。

ブッダが豊富な医学に関する知識を有していたことを考えれば、苦を滅する道の教えが八つとした背景に、医学の八部門、外科の八術式があったと考えられるのではないだろうか。

③中道

中道とは、相互に矛盾対立する二つの極端な立場（二辺）のいずれからも離れた自由な立場であり、「中（ちゅう）」の実践のことである。「中」は二つのものの中間ではなく、二つから離れ、矛盾対立を越えることを意味し、「道」は実践・方法を指す。ブッダは苦行主義・快楽主義のいずれにも偏《かたよ》らない（不苦不楽の中道）、精神集中を内容とする「八正道」によって悟りに到達したとされている。初期仏教ではこの「不苦不楽の中道」が主であるが、不断不常の中道「非有非無」も説かれている。

アーユルヴェーダはトリドーシャ理論をベースにしたバランスの医学である。即ち、われわれの身体にはヴァータ、ピッタ、カパの三つの生体要素が存在し、その過不足、即ちこれら生体要素のバランスが崩れたときに病気になるとされている。それぞれのドーシャが過剰であっても、不足していても健康は保てないとするアーユルヴェーダの病態理論が、ブッダの説く中道の倫理のベースとなっているのではないかと考えられる。

第三章

天台大師の説いた医療

1　智顗の生涯と著述

仏教の経典には多くの医療記事が見られるが、そのほとんどの医療内容は断片的に書かれたものである。それではなぜ断片的に書かれたものが多いのであろうか。それは集団をなし、修行・生活をしている仏教教団の出家僧の誰かが健康を害すると、医療に詳しい出家僧がその患者の治療を行うのである。そして、患者の病気が治ると、その様子を仏教の経典に記録するというかたちで記されているからである。

ところがこれから述べる「天台大師の説いた医療」は、天台大師・智顗《ちぎ》が三〇余歳の頃、浄弁に書かせた『天台小止観』、および五六歳のときに灌頂に書かせた『摩訶止観』に述べられている医療を、著者がそのようにつけたものであるが、この両書に記載されている医療は、病気の原因、症状、治療とまとまった内容で書かれており、仏教の経典に見られる医療としては極めて特異的で、内容的にも

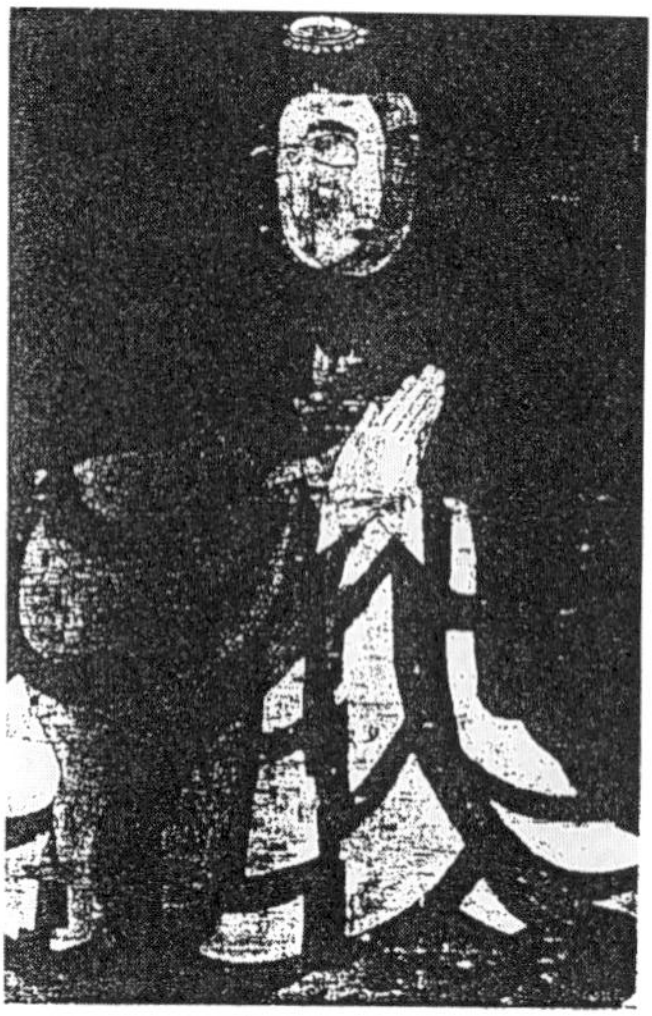
写真８　智顗像

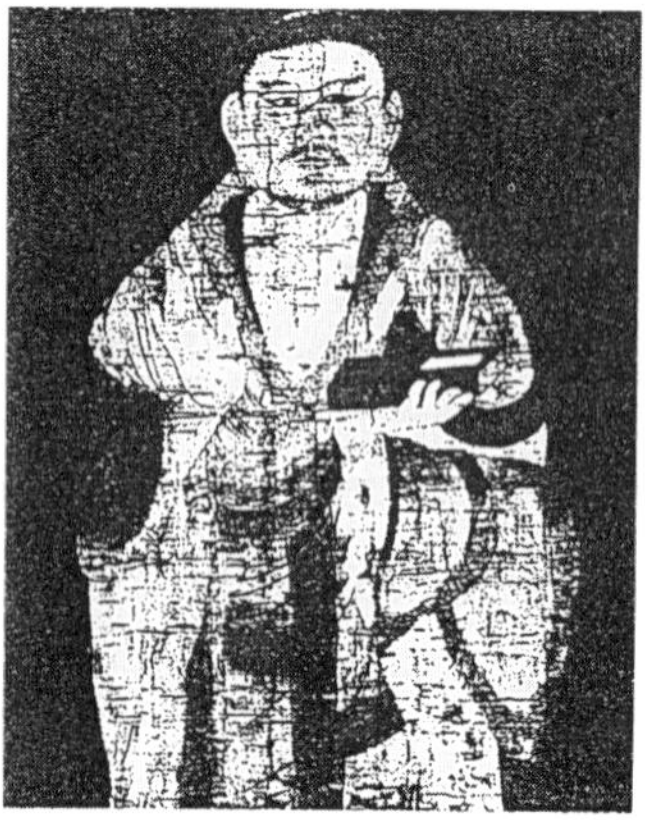
写真９　慧思像

非常に価値のあるものである。さらに重要なことは、現在の医療の面において教えられるものが極めて多いということである。

さて、本論に入る前に、すばらしい医療内容を述べた智顗の生涯を紹介しなければならない。彼は現在の湖南省、当時の荊州地方で、梁の大同四年（五三八）に生まれた。彼の一族陳氏は、もとは北の潁州に居住していたが、北方民族の中国北部統治と、南の地における東晋の建国という動乱に遭遇したので、南方に移住した。彼の父は梁最後の皇帝元帝に仕えたといわれている。かくして、政権の基礎が強固ではないが、梁が国家としてのかたちを保っているときは、智顗の家庭は平穏であったと考えられる。ところが彼が一七歳のとき、梁は陳に滅ぼされ、父母とともに流浪の生活を送る。彼は長く続かない幸運をなげき、栄枯盛衰の激しい現実を知るにおよんで、出家することを決意したが、両親の許しが得られなかった。しかし、両親が死亡したので一八歳のときに湘州果願寺の僧・法緒のもとで出家した。その後、彼はその生涯において学問や修行を行う上において、もっとも大きな影響をうけることとなる慧思《けいし》の門をたたき、八年間研鑽に努めた。そして誦経（声をあげてお経を読むこと）と修禅（坐禅をして修行すること）を重視する慧思の実践的仏教を大いに学んだ。

かくして彼が陳の都の金陵に伝道（仏教の教えをつたえひろめて、信者を集めること）に赴くと、その仏教的素養の深さから彼のもとに参集する信者は、年ごとに多くなっていった。しかし真に彼の教えを体得する信者の数は逆に減少していくありさまであった。この惨めな現状をみた彼は、その伝道方法に大きな反省を促した。その結果、かねてから彼自身が修行するのに理想的な場所と考えていた、「閑居静処」の地である天台山に身をかくし、静かに修行することにしたのである。その結果、独創的な教相判釈（仏教教典の時代判定と価値判定）と止観（禅）の仏教思想体系を確立した。そして開皇一〇年（五九七）その生涯を終わった。

智顗の説いた『天台止観』は、もっぱら坐禅の作法と坐禅を行うときの心の持ちかたを説いており、いわば初学者のための坐禅の指導書である。そしてこれ以後においては、本書に勝る懇切な指導書はついに世に現れていない。したがって、いずれの宗派においても、坐禅の作法を説くに際しては、つねにこの指導書が利用されている。

『摩訶止観』は池田魯彦によれば、己の心を観ることの一大事（重要なこと）を説いているという。「摩訶」とは、大・多・勝の三義をふくむ語であり、「止観」は、禅と同じ意味である。したがって「摩訶止観」という題名は、「大きく豊かで優れている仏教の坐禅による修行法」という意味になる。本書の最も根幹的な教えは「すべてのものごとは、因縁（原因）によって生じており、それは空であり、仮であり、中である」というものである。この教えを、「三諦円融の教説」という。

『摩訶止観』は、人間の中における煩悩や病患や業相や魔事や執着や高慢など、暗い心の地獄の深い反省に終始している。戦乱のなかで生きた彼は、つぶさに地獄の相をこの世にみたのである。人間への絶望。彼は人間の悪と苦を徹底的にみつめた。そして、静かに心を観ずることにより、この心の不安を取り除くのである。そこに彼の哲学の核心があった。己れの心を観ることなど、すっかり忘れてしまったように、毎日を送っているわれわれ現代人の危うい足もとを照射するには、『摩訶止観』はまさに格好（ちょうどよい）の古典であると確信することができる。以上述べたことから、『天台小止観』は『摩訶止観』が成立する準備段階としての智顗の教学思想（教育と学問に関する思想）を伝えるものということが理解されるであろう。

さて、いよいよ本論の「天台大師の説いた医療」について述べるのであるが、ここでは、『天台小止観』と『摩訶止観』に述べられている医療全般を、満遍なく読むというのではなく、その中から、現代のわれわれにとって、最も耳を傾けなければならない文章を掬いだし、両者を比較しながら、現代のわれわれに伝えてくれるメッセージを聞き取ってみたい。

本章においては、『天台小止観』は、関口真大訳『現代語訳　天台小止観』（平成六年、大東出版社）第九章「病患を治せ」を、『摩訶止観』は、池田魯参著『詳解摩訶止観』現代語訳編（平成一〇年、大蔵出版）巻第八（の上）第三節「病患の境を観ずる」をそれぞれ使用した。

2　『天台小止観』と『摩訶止観』にみる医療

(1)坐禅と病気との関係

まず『天台小止観』に述べられている坐禅と病気との関係をみると、次のように説いている。

坐禅というものは、もし善く用心深くやっていれば、四百四病（仏教医学でいう病気の種類の数、風病に百一、火病に百一、水病に百一、地病に百一あり、合計四百四病あるという――五〇～五一頁参照）は自然に除かれ癒えるものである。その反対にもし用心が適切でないと、かえっていろいろな病気が動いてくる。だから自分の修行にも、人を導くためにも、よく病気の源を識り、坐禅のなかで病気を治す方法をも知っておくがよい。もし病気を治す方法を知らなければ、いったん病気が動いてくると、ただ行道（一定の距離を歩行往来する修行）に障《さしさわ》りがあるだけでなく、また命そのものにも心配が出てくるであろう。

すなわち、坐禅を正しく行えば、すべての病気を自然に治すことができると述べ、坐禅が病気を治すのに有用であることを強調している。しかし、反対に坐禅を正しく行わなければ、かえっていろいろな病気が起きてくるから、坐禅をしているときに罹りやすい病気を治す方法を知っておく必要がある、というのである。

『摩訶止観』では次のように述べている。

そもそも長患《わずら》いや、遠方に旅行するようなことは、禅定（心静かに瞑想し真理を観察する修行）の大きな障害となるものである。もし身が病いにかかるとせっかく修めた功徳《くどく》（善いことを行うことにより その人に備わる徳性）は失われ、無量の罪を起こすことになるからである。『経』（あるお経）は、「浮袋を破壊し、橋梁をとりはらい、正念（正しく考えること）を忘れ失う」という。病いのために戒を犯す（定められている規則を守ることができない）ことになるのは、浮袋を破るようなものであり、禅定を破ることになるのは、橋梁（橋）をとりはらうようなものであり、邪悪な顚倒の心（修行するのにじゃまな悪い心）を起こし、血膿の臭い身（古代の仏教では血液やうみを不浄なものと考えた）を惜しんで、清浄な法身を破る（仏教の真理を悟った精神状態から脱落する）ことになるのは、正念を忘れ失うようなものである。その意味で病患の境を観ずる必要があるのである。

また次に、人が健康であるときは、悠々と彷徨（さまよう）して怠けていても、病いが重くなるときは、それまでとは一変して心を用いてあらゆる事をなしとげることができるからである。また、人の能力も機会も同じではないように、病いによって悟る人もあるからである。このような四悉檀（仏の説法の言葉を四段階の範囲に分け、一見お互いに矛盾がみられるようにみえるが、それぞれの範囲内でみると真実である、ということを明らかにした説）の因縁（理由）によって病患の境を用いるのである。

ここでは、坐禅をしているときに病気に罹《かか》った場合、出家僧の修行の変化に二つの場合があることを説明している。一つは病気に罹ったために、定められている規則を守れなくなったり、瞑想ができなくなったり、汚い自分の体を惜しんでよこしまな心が起きたために清い心をなくしてしまう場合で、もう一つは病気に罹ると、これをバネにして、あらゆる事をなしとげることができたり、真理を悟ることができる人もある場合である。したがって病気に罹った場合には「病患の境」をよく観察し、正しい修行を継続するように努力しなければいけないと説いている。

そこで『天台小止観』と『摩訶止観』に述べられている坐禅と病気との関係を比較すると、前者は坐禅の行い方によって病気が治ったり病気に罹ったりすると説いているが、後者はそのようには述べていない。坐禅中に病気に罹り、そのために起きた心の障害を治すためには「病患の境」によって観察する必要があること、さらに病気に罹ることによって、かえってこれをバネにして真理を悟ることもできる、それにはぜひとも「病患の境」によって、心の反省を行う必要があることを強調している。

以上の記述から『摩訶止観』にみる坐禅中の心の障害の分析は、『天台小止観』ではなされていないことがわかる。このことは、智顗が『天台小止観』を述べた頃は、心の障害の分析がまだ十分に進んでいなかったということが考えられる。さらに注目すべきは、病気に罹ったならば、かえってこれをバネにして「病患の境」によって反省すれば、悟ることもできると説いていることである。このように病気を利用して悟ることができると明言したのは智顗が初めてであって、注目すべき見識であるといえる。

⑵病気が起こる様相

『天台小止観』では病気が起こる様相（状態）を次のように述べている。

一に、病気が発してくる状況を説明するとは、病気が発することもまた多種多様であるけれども、略していえば左の二種にすぎない。一には、四大の増損（ふえたりへったりする）による病い、二には、五臓から生ずる病いである。

四大の関係から発する病いとは、もし地大が増加しすぎると、腫結（体がはれる）・沈重（体が重くなる）・体が痩せる、このような百一の病いが生じる。もし水大が増加しすぎると、痰癊（痰がたくさんでる）・脹満（腹がはる）・飲食したものの不消化・腹痛・下痢などの百一の病いが生じる。もし火大が増加しすぎると、前寒（さむけ）・壮熱（発熱）・肢節（手足の関節）の痛み・口の爽れ・鼻の塞がり・大小便がみな通じないなどの百一の病いが生じる。もし風大が増加しすぎると、身体が虚け懸い（気がぬけたようになる）、戦き掉き（ふるえがとまらない）、疼痛・痒悶（体がかゆくなりもがく）・脹急（体のむくみ）・嘔吐・嗽逆（激しい咳）などの百一の病いが生じる。仏も、

一大が不調なれば　百一の病悩（病気）があり

四大が不調なれば　四百四病が一時にともに動く

といっている。四大の病いが発するのに、おのおの相貌がある。まさに坐禅の中および夢の中でこれを察知（推察して知る）すべきである。

つぎに、五臓から病いを生じる相貌を説明しよう。心臓より病いを生じるとは、身体が寒かったり熱かったり、および疼痛したり、口が燥くなどである。心臓は口を主《つかさど》るからである。肺臓から病いを生じるとは、身体が脹満んだり、手足が煩疼（わずらわしくいたい）したり、心が悶えたり、鼻が塞がるなどである。肺は鼻を主るからである。肝臓から病いを生じるとは、喜んだり、愁いたり、憂いたりして楽しまず、悲思（悲しく思う）し、瞋恚（いかる）し、頭が痛く、眼が闇い（目が見えない）などである。肝は眼を主るからである。脾臓から病いを生じるとは、身体や顔面の上に遊風（たなびいている風）がちくちくとして少し痛み、痒悶したり、疼痛したり、飲食物の味を失うなどである。脾は舌を主るからである。腎臓から病いを生じるとは、あるいは咽喉が噎《か》れ塞がり、腹

が脹れ、耳が鳴るなどである。腎は耳を主るからである。五臓から病いを生ずることも様々であるけれども、おのおのその相貌がある。坐禅の中、および夢の中などでそれを察知すべきで、それらによって自分でそれを知ることができよう。

このように四大、五臓からの病患の原因や起こりかたは一様ではない。病気の相状（症状）も衆多（数多い）で、くわしくは説くことができない。

智顗は、病気が起きる様相はいろいろあるがそれをまとめると、四大元素の増減による病気と、五臓から生ずる病気の二種類になるという。そして四大元素の増減による病気といっているが、ここに述べられている病気は、それぞれの四大元素が増加しすぎた場合の病気のみである。事実、他の経典に説かれている四大元素が関係している病気をみても、すべてそれぞれの四大元素が増加した場合の病気のみが記載されている。したがって実際にはそれぞれの四大元素が減少した場合の病気はなかったと考えられる。ではなぜ四大元素の増減による病気と、増のみでなく減をいれたのであろうか。

これについては、筆者はつぎのように推測する。すなわち、仏教の経典が成立した時代よりさらに古い時代においては、四大元素のバランスがくずれて病気が起きるのは、四大元素の中のどれかの元素が増加したり、または減少したりするためであると考え、四大元素の増減によって病気が起きるという学説を樹立した。ところが、そののち四大元素による病気をよく観察していくと、四大元素が増加した場合のみに病気が起きることがわかってきた。これは、この時代は今日の時代よりはるかに健康を害する原因は解明されていなかったので、とにかく体を健康に保つのに一生懸命であったと思われる。したがって体の状態が少しでも悪くなると、これをもとに戻すためによいと考えられることは、何でもしたと考えられる。この中で食物はもっとも重要な要素であったことは間違いない。したがって、四大元素が要求する四大元素の量を多くとりすぎることはあっても、不足して健康を害するということはまずなかったのではなかろうか。したがって四大元素の増減によって病気が起きるという学説を変えなくてはいけなくなったが、この学説の権威を考えると、いままでの学説を簡単に変更することはできなかった。このようなわけで苦肉の策として、病気の種類について述べるときは一つは四大元素の増減によって起きる病気とし、それぞれの四大元素による病いの場合には、地大・水大・火大・風大の元素がそれぞれ増加した場合のみの病気について説いたのである、と。

四大元素の機能についてはすでに述べたが、記憶を新たにするために再掲しよう。風大は呼吸および新陳代謝機能を有し、火大は体温調節および消化機能を有する。水大は体液の機能を有し、地大は筋肉や骨の組織を形成するのである。

次に五臓から生ずる病気についてみると、それぞれ心臓・肺臓・肝臓・脾臓・腎臓から生ずる病気の症状を述べ、さらに心臓から生ずる病気の症状として口が乾くのは、心臓と口とが関連しているからである。肺臓から生ずる病気の症状として鼻が塞がるのは、肺臓と鼻とが関連しているからである。

肝臓から生ずる病気の症状として眼の前が暗くなるのは、肝臓は眼と関連しているからである。脾臓から生ずる病気の症状として飲食物の味を失うのは、脾臓は舌と関連しているからである。腎臓から生ずる病気の症状として耳が鳴るのは、腎臓は耳と関連しているからであると説いているのは、漢方医学の五行説にもとづいた説明である。『摩訶止観』では、五臓から生ずる病気を五行説に強く関連づけて、仏教医学と漢方医学との融合化を試みているが、これは本題の目的ではないのでこれ以上たちいらない。

さて、四大元素の不調による病気および五臓の病気の症状については、次に述べる『摩訶止観』にみられる症状と比較しながら、詳しく検討したいと思う。

『摩訶止観』では次のように述べている。

四大元素による病気については、

もし身体が苦重（重くて苦しい）で、堅く結ばれ疼痛を発し（体全体が堅く、動かすと痛い）、枯痺し萎瘠する（痩せて動作の力が弱い）なら、これは地大が病む症状である。もし虚腫（むくむ）し、脹降する（消化不良を起こす）なら、これは水大が病む症状である。もし全身が洪熱（高熱がおきる）し、骨節が酸楚（関節が痛む）し、嘘吸が頓に乏しくなる（呼吸が急に苦しくなる）なら、これは火大が病む症状である。もし心が懸けて忽恍（気がぬけてぼんやりする）して、懊悶（もだえる）し、忘失する（忘れる）なら、これは風大が病む症状である。

五臓から生ずる病気については、

また顔色に光沢がなく、手足が乾くのは肝臓が病む症状であり、顔色が青くむくむのは心臓が病む症状であり、顔色が黒ずんでいるのは肺臓が病む症状であり、体に気力がないのは腎臓が病む症状であり、体が麦の糠のように渋いのは、脾臓が病む症状である。

以上説いているように、『摩訶止観』の述べている四大元素の増加によって起きる病気の症状および五臓から生ずる病気の症状の内容は、『天台小止観』に述べている内容に比較すると、かなり簡単であることがわかる。

まず、四大元素による病気については、もし体が重苦しくて、堅くなり痛くなって痩せるなら、これは地大による病気の症状である。もし体がむくんで消化不良が起きたならば、これは水大による病気の症状である。もし全身が大いに発熱し、関節が痛み、呼吸が苦しくなるなら、これは火大による病気の症状である。もし気がぬけてぼんやりし、体をもだえるなら、これは風大による病気の症状である。

ついで五臓から生ずる病気については、顔色のつやがなく、手足が乾くのは肝臓から生ずる病気の症状であり、顔色が青くなってむくむのは、心臓から生ずる病気の症状であり、顔色が黒ずんでいるのは、肺臓から生ずる病気の症状であり、体に気力が感ぜられないのは、腎臓から生ずる病気の症状であり、体が麦の糠のようであってなめらかでないのは、脾臓から生ずる病気の症状である。

さて、先に述べたが、『摩訶止観』にみられる病気の症状の内容は、『天台小止観』にみられる内容に比較して、かなり簡単であることについて検討しよう。そこで、両者の四大の不調による病気の症状と、五臓から生ずる病気の症状を比較検討するために表2に示した（次頁）。この表を見れば、四大の不調による病気の症状については、風大をのぞくと地大・水大・火大の不調によるものは、両者の間には大きな差異はなく、五臓から生ずる病気の症状については、両者の間には大きな差異がみられることがわかる。

このように『天台小止観』にみられる症状と『摩訶止観』にみられる症状との間に大きな差異を示すのはなぜであろうか。この理由を明快に示すことはできないが、つぎのように考えている。

天台大師・智顗は『天台小止観』を三〇歳台に著わし、『摩訶止観』を五〇歳台に著わしている。したがって五〇歳台の方が三〇歳台よりも、医療の経験を多く積み、医学の知識もより深くなっていたと考えられる。これを前提にして、上記の症状について検討すると、四大元素は人間が健康で生きていくための機能を発揮するエネルギーの根元であるから、これの不調による症状は、年齢や性差による差異はそれほど著しくないと考えられる。このように考察すれば、『天台小止観』と『摩訶止観』にみられる四大の不調による症状の内容に大きな差異がみられない理由が納得できるのではなかろうか。

表2　病気が起こる状態の比較

		小止観	摩訶止観
四大の不調	地大	はれものができる、体が重くなる、体がやせる	体が重苦しく、堅くなり、痛くなる、体がやせる
	水大	痰が出る、腹がはる、消化不良、腹痛、下痢	体がむくむ、消化不良
	火大	さむけ、発熱、関節の痛み、尿が出ない、便秘	関節が痛む、呼吸が弱くなる、高熱が出る
	風大	体の虚脱感、疼痛、かゆみ、嘔吐、せき	気がぬけてぼんやりする、体をもだえる
五臓の病気	肝臓	喜んだり、心配したり、悲しんだり、怒ったり、頭痛を起こしたり、眼の前が暗くなる	顔色に光沢がない、手足が乾く
	心臓	体が寒かったり、熱かったり、痛くなる、口が乾く	顔色が青くむくむ
	肺臓	体がむくむ、手足が痛む、心がもだえる、鼻がつまる	顔色が黒ずんでいる
	腎臓	のどが乾く、腹がはる、耳が鳴る	体に気力がない
	脾臓	体や顔面がちくちくし、痛かったり、かゆかったり、食物の味がなくなる	体の表面が平らでない

五臓から生ずる病気の症状については、五臓の機能は、それぞれ五臓に隣接している臓器の影響を受け、さらに、年齢・性差があるので、その症状はいろいろなパターンを示す。したがって三〇歳台

のときは五〇歳台のときより医療の経験も浅いこともあって、それぞれ五臓から生ずる病気の症状と思われるものをたくさんあげたのではないかと考えられる。しかし、五〇歳台になると五臓から生ずる病気の症状の特徴は、主として顔色に現れることがわかって、表2に示すような表現になったのであると考えられる。このように推察すると、現今の医学からみても同表に示す症状は、当たらずといえども遠からずといえよう。

⑶病気が起こる原因

『天台小止観』では病気が起こる原因を次のように述べている。

われわれもし止観を修習して病患が生じることがあるのを脱《のが》れようとおもえば、まずよくその原因を知るべきである。この二種の病いは、通じて内外に因って発動する。もし、外傷や寒冷や風熱、飲食を慎まないことなどから、病いが二カ処から発すれば、それは外に因って発動したのである。もし用心が調わず、観行がまちがっていることにより、あるいは定の方が発するときにとりくみ方を知らないことなどによって、この二カ処の病患が生まれれば、これは内に因って発した病いだといえる。

また、三種の病いになる因縁の不同がある。一には、四大・五臓の増損から病いを得ることで、くわしくは前に説いたようなものである。二には、鬼神のなすところによって病いとなることである。三には業の報いから病いとなることである。このような病いは、初めて病気になったときにすぐに治すことにつとめれば治りやすい。もし時間が経ってしまうと、病いは本物になってしまい、体は疲れ、これを治そうとしても治りにくいものになる。

ここでは四大および五臓の不調から生ずる病気の原因には、外側の原因と内側の原因の二つがあると説いている。外側の原因とは、外傷、寒冷、風熱（暑熱）および飲食の不節制などをさし、内側の原因とは、心の持ちかたが正しくないために病気にかかることをいう。すなわち、心の持ちかたが正しくないために間違った坐禅を行い、そのために心が乱れて病気にかかることがあることをいう。

さらに、智顗は、鬼神が起こす病気と、業の報いによって起こる病気があることを述べている。鬼神が起こす病気があるということを、現在は信ずる人はいないが、しかし、今日でも祈禱師などに、死者や祖先の霊などがついて、病気になったということをいわれると、人間は弱いものであるため、そうかなと思って、そのように思いこむことになる。これは鬼神が起こした病気といえよう。

業の報いによって起こる病気とは、過去から現在にいたるまでの自分の行動の結果、病気にかかることをいうのである。たとえば、若いときの不養生が、積もり積もって老年になって病気にかかることをいい、誰もがよく知っていることである。

さいごに、病気にかかったらすぐに治療すれば治りやすいが、時間がたつと完全に病気になってしまい、体が疲れ、治りにくくなると説いている。これは病気を治すには、早期発見、早期治療をモットーとしている今日の医療方針の中の早期治療と全く同様な考え方であって、智顗の医療についての見識がいかに高かったかを如実に示しているといえよう。

『摩訶止観』では次のように述べている。

病いが起こる因縁を明かすと、次の六種である。一つは四大が不順なために病み、二つは飲食が不節制なために病み、三つは坐禅が調わずに病み、四つは鬼神が便りを得て病み、五つは魔がなせるところによって病み、六つは業が起こるために病むのである。

初めの、四大が不順なために病むことは、修行の時間が定まっておらず、強健に任せて度を過ごし、寒さ暑さをものともしないようなときに、外の熱が火大を助け、火大が強くなって水大を破ると、火大を増す病いになるのである。外の寒さが水大を助け、水大が増して火大を害《そこな》うと、水大の病いとなるのである。外の風が気を助け、この気が火大を吹くと火大は水大を動かし、風大の病いとなるのである。あるいは水大と火大と風大の三大が増して地大を害すると、これは等分の病いとなるのである。あるいは身分が増して三大を害するのも等分であるが、これも地大の病いに属する。このように四大が動くと様々の病いや悩みが競い起こることになるのである。

二つに、飲食を節制しないと同じように病気になるのである。薑桂など辛い物は火大を増し、蔗蜜などの甘いものは水大を増し、梨は風大を増し、膏膩は地大を増すのである。胡瓜が熱病を起こす因縁になるようなもので、これはよくない食物を食べることによってなる病気であるから、食物の性質を知る必要がある。もし食物を食べおわると腹に入って消化し、粗大なものは糞尿となって排泄し、微細なものはよく消化して、腰の三つの孔に溜めて四支に入れ、清いものは地に変え全身に潤沢し、ちょうど塵埃が水を得たような具合いである。もしも体に血が充分に行きわたらないと衰弱し痩せ細ることになるのである。濁っているものは脂膏になり、古い諸根は減退して垢となり、新しい諸根は凝って肉となるのである。また、身の火大が下にあるときは生のものを消化し、飲食をよく消化して、溜めて全身に滋養分を行きわたらせることになる。世の諺にも、「長寿を得ようと思うなら、足を温め頭を冷やすようにしなければいけない」という。もしも体の火大が上にあり、また体によくない食物を食べると病悩を得ることになるのである。

三つに、坐禅が調わないで病気になることは、たとえば、壁や柱や衣服などにもたれかかったり、あるいは大衆がまだ修行中なのに一人だけ先に臥したりすれば、その心が散慢で怠惰であるために悪魔がその便を得て、身体の背脊（背骨）や骨節（関節）を疼痛させることになるのである。これを注病と呼び、治すことが一番むずかしいものである。また、数息観（出入の息を数えて心の乱れを静め、心を統一する方法）が調わない（止しく行えない）ときは、多くの場合、おこりにかかったように筋脈

（筋肉）が痙攣し、八触を発する（実行する）ようなとき、数息観を用いることが触に違うようであると病気になるのである。八触とは、心が四大と合わさって、四種の正体の触となり、これに四種の依触があるので、これを合わせて八触というのである。すなわち重い触は沈下するようであり、軽い触は上升するようであり、冷たい触は氷室に入っているかのようであり、熱い触は火舎に入っているかのようであり、渋い触は逆に挽くかのようであり、滑らかな触は脂をこするかのようであり、軟らかい触は骨がないかのようであり、麁《あら》い触は糠の肌合いのようであるというような八種の体感のことである。この八触のうち四触は上り、四触は下るものである。すなわち入る息は地大に順《したが》って重く、出る息は風大に順って軽く、また入る息は水大に順って冷たく、出る息は火大に順って熱く、また入る息は地大に順って渋く、出る息は風大に順って滑らかであり、また入る息は水大に順って軟らかく、出る息は火大に順って麁いのである。もし重い触を発しているのに出る息を数えると、触と相違するので病気になるわけである。

他の触についても同様に知ることができよう。

また、ただ止（心を安静にして一点に集中する）を用いるだけで方便がないと病いになることがある。もしも常に心を下に止めていると、多くの場合、地大の病いを動かすことになり、もしも常に心を上に止めていると、多くの場合、風大の病いを動かすことになり、もしも常に心を止めることが急であると、多くの場合、火大の病いを動かすことになり、もしも常に心を止めることが緩慢であると、多くの場合、水大の病いを動かすことになるのである。

また、観が偏《かたよ》っていると四大を動かすことになるのである。境を観ずることが定まらず、これを縁じたと思ったらあれを縁ずるというように心が諍い、諍うために乱風が起こって風大の病いになるのである。このようなときは嬰児の歩みに合わせるような感じで、しばらくそれに任せるようにするのである。急いで牽きしめて早く目的を達したいと思うと病いになるからである。また、ただひたすら一つの境を守って希望の心を起こして、報風と熱勢が尽きることがないような場合は熱病になる。また、境を観ずる心が生ずるときに滅するとおもい、滅するときに生ずるとおもい、心が相違して痒痛を起こせば地大の病いになる。また観ずる境を味わうことなく強いてそれを続けていると、水大が増して水大の病いになるのである。

四つに、鬼の病いは、四大や五臓は鬼でなく、鬼は四大や五臓ではないのであるが、鬼が四大や五臓に入ることを、鬼の病いというのである。もしも鬼の病いなどないといえば、邪巫がなす鬼の対治によって治る病気があることも事実であるし、もしも四大の病いなどないといえば、医方がなす湯薬の治療によって治る病気があることも事実である。たとえば、病いの鬼が身中の空処にあったので、しばしば針を打って殺していたのであるが、鬼の王がやって来て心臓の上に居座ってしまったので、針を打つこともできず、とうとう病気になってしまったという、ある国王の例もあるからである。だから鬼の病いもあることを知らなければいけない。鬼もやたらに人を病気にするわけでなく、それは人が種々の事を邪念するからであり、あるいは吉凶を知ろうとするから鬼の病いが生ずるのである。たとえば、兜醯羅鬼《とけいらき》が種々の変化をなし、青や黄などの色が五根から入れば、意根が邪魔してよく吉凶を知ることになり、あるいは一身の、一家の、一村の、一国の吉凶の事を知るようなことになるのである。しかし、これは聖者の知見とは異なるものである。これを治さずに長い間放っておくとついにはその人を殺すことになるのである。

五つに、悪魔の病気は、鬼の場合と違わない。鬼はただ身を病ませ身を殺すだけであるが、魔は観心を破し、法身の慧命を破し、邪念の想いを起こし、人の功徳を奪う点で、鬼の場合と異なるのである。また、修行者が座禅の最中に利養を邪念することによって、魔が種々の衣服や飲食や七珍などの種々の物を現ずることになり、これを歓喜して領受するようなことになると、魔が心に入って病気になるのである。この病気は治すのがむずかしいので、後に魔事の境の中で別に説くつもりである。

六つに業の病いは、あるいは過去の業によって、あるいは現在、戒を犯すと過去の業を動かすことになるので、このような業の力によって病気になるのである。五根について業があることを知ることは殺生の罪業は肝臓と眼根の病いを生じ、飲酒の罪業は心臓と舌根の病いを生じ、婬欲の罪業は腎臓と耳根の病いを生じ、妄語の罪業は脾臓と喉の病いを生じ、盗の罪業は肺臓と鼻根の病いを生ずるのである。このように五戒を犯す業が五臓と五根の病いを起こすことになり、その業がやめば治るのである。また、現在、戒を持つことによって業を動かし病いになることもある。重罪があったとしても頭痛がして除くことができる場合があり、地獄の重い苦を受けるような罪悪も、人間の世界で軽く償うことができるような場合がある。こういうときは業が終わろうと病むわけである。そもそも業の病いは多種あり、腫・満・黄・虚などと種々であるが、いかなる病患にも細身の注意を向けて尋検しなければいけない。病いの根源を知り、その後で対治の方法を用いるのである。

いま『摩訶止観』に述べられている内容と『天台小止観』に述べられている内容とを比較すると、『天台小止観』では、①四大・五臓の不調を起こす原因として、外傷、寒冷、暑熱および飲食の不節制などの外側の原因ならびに心が正しく保てないために間違った坐禅を行って病気にかかるという内側の原因、②鬼神によるもの、③業の報いによるもの、の三種類をあげ、『摩訶止観』では、①四大の不順(不調)、②飲食の不節制、③坐禅が調わない、④鬼神による、⑤悪魔による、⑥業の報いによる、の六種類をあげている。しかし本文をよく読むと、つぎのように三種類にまとめるのが妥当である。それは、①四大の不調の原因として、(一)外界の気候の変動、(二)飲食の不節制、(三)正しい坐禅が行えない、(四)鬼神によるもの、の四つとし、②悪魔によるもの、③業の報いによるもの、の三種類とするのである。

『摩訶止観』で述べている病気を起こす原因を前述のように改変すると、『天台小止観』における原因と大差がないことがわかる。ただし『摩訶止観』の方がはるかに内容が詳しい。

それでは『摩訶止観』における本文の大意を述べ、解説を行う。

まず四大が不調なために病気を起こす原因として、第一に気候の変動をあげている。それは坐禅をする時間をきちんと決めないで、体が健康であることを過信して、度をこして体を使い過ぎると、外界の気候の変動に順応できなくなって四大の不調を起こすのである。すなわち、外界の気温が高くなり暑くなると、火大が強くなって水大を破ると、火大の病気にかかる。反対に気温が低くなって寒くなると、水大が強くなって火大を破ると、水大の病気にかかる。外界の風が強く吹くと、体の気（漢方で重視している人間の眼に見えないエネルギー）の働きが強くなって火大を吹き、火大は水大を動かして風大の病気になるのである。あるいは水大・火大・風大の三大が増加して地大を害すると、等分の病気になるのである。反対に身分（地大）が増加して、三大（水大・火大・風大）を害すると地大の病気になるのである。

このように仏教医学では、四季の気候の変動と四大の病気の発病との関連を極めて重要視した。これは仏教が栄えたインド、中央アジア、中国などの気候は、日本の気候にくらべると比較にならないほど厳しいことを考えれば当然なことと思われる。その一例として、著者はかつてインドのブッダガヤ（ブッダが悟りを得たところ）に八月から一一月まで滞在したことがあった。この頃の一日の気温は、朝六時頃は二〇度前後で正午から午後二時頃までは四〇度から四五度というように、二〇度以上の差を示した。

第二に飲食物が不節制であると、四大が不調になって病気になるとは、しょうがやかつらなどの辛い物は火大を、蜜などの甘い物は水大を、梨は風大を、油ものは地大をそれぞれ増して病気になるというように、飲食物の味によって四大の不調を起こすことがあるから、飲食物の味をよく知る必要があることを説いている。

つぎに粗大な食物と微細な食物を食べた後の体内における働きの違い、および体内の火大が存在する位置によって食物の働きが異なることを説いている。

以上、気候の変動および飲食物の味について詳しく述べているのをみると、科学が十分に発達していなかった時代においては当然なことであるが、自然現象および自然の飲食物について、健康を維持するためにいかに注意をしていたかがよくわかる。

第三に正しい坐禅を行わないと、四大が不調になるということを、実例について説明し、これを注病といって治すことがもっともむずかしいと述べている。さらに坐禅を行うときに用いる、数息観、八触、止観の方法について注意すべきことを説いている。すなわち数息観（呼吸数を数えながら、心を安定させ、精神を統一する修行方法）を正しく行えない時は筋肉が痙攣する病気にかかる。さらに八触を用いて数息観によって修行するときに、数息観の呼吸数と八触の触とがうまく合わないと、病気にかかると注意している。表3に、入息（吸気）および出息（呼気）と地大・水大・風大・火大の四大と八触

表3　八触

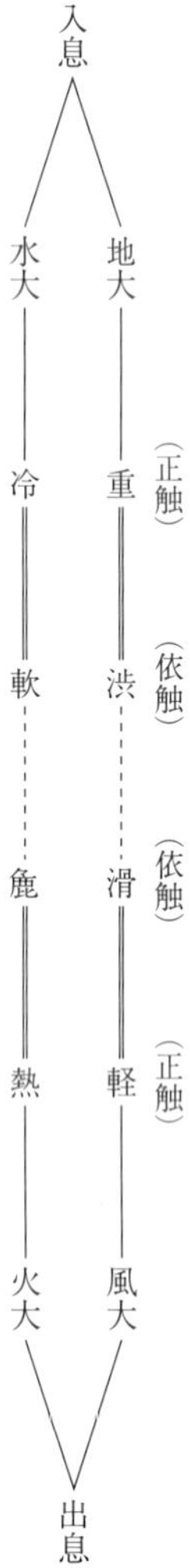

との関係を示した。

また、止観については、止（心を安定させ、特定の対象に精神を集中する）の修行は、精神を集中する部位を体の一定の部位にこだわらないようにし、また止の修行を行う場合は急激にまたは緩慢に行うのではなく、正常な速度で行うように注意している。観（正しい智慧で対象を観察する）の修行は、観察の方法が偏《かたよ》っていると病気になる。対象が定まらない場合は、あせらないで、嬰児の歩みに合わせるような感じでしばらくそれに任せるようにするのがよいと説いている。

第四の鬼神によるものについては、鬼神が四大や五臓に入ることを、鬼神の病いというのであるとし、鬼神もやたらに人を病気にするわけでなく、それは人が種々のことを邪念するからであり、あるいは吉凶を知ろうとするから、鬼神の病いが生ずるのである、と結んでいる。

二番目は、悪魔による病気について説いている。そしてこの病気は、鬼神による病気と本質的にかわらないが、鬼神は身体を病ませるが、悪魔は観心（特定の対象を観察して修行する心）をなくし、邪念の心を起こさせ、現世の利益を得ることを喜ぶようになるので、悪魔が心に入って病気になることをいう、と説いている。

鬼神と悪魔による病気は、本質的には修行者自身が邪見や邪念などの煩悩の状態で修行すれば、精神的な弱点が生ずる。そのために鬼神や悪魔が心身の中に育成することを示したものである。すなわち、鬼神や悪魔は修行者自身の意識の中に潜在している煩悩を擬人化したもので、実在の外魔ではない、と考えていたことがわかる。

三番目は、業の報いによる病気について説いている。すなわち修行者自身の業の報いが修行中に病気を起こす場合を指すのであって、殺生の報いは肝臓や眼根の病気として現れ、飲酒の報いは心臓と舌根の病気として現れ、婬欲の報いは腎臓と耳根の病気として現れ、妄語（うそをつくこと）の報いは脾臓と喉の病気として現れ、盗の報いは肺臓と鼻根の病気として現れ、すべて五戒を犯せば、このように五臓と五根（眼・舌・耳・喉・鼻）に病気が報いとして現れ、業が代謝すれば治るというのである。

⑷病気を治す方法

『天台小止観』では病気を治す方法を次のように述べている。

簡略ながら治病の方法を説明しよう。すでに深く病源の状況を知れば、まさに適切な方法をなしてこれを治すべきである。治病の方は種々あるけれども、要を挙げていえば、止観の二種の方法を出ない。

どんなふうにやるのが、止をもって病いを治すやり方か。ある師が、ただ心をおちつけて止めて病んでいる処におけば、すなわちよく病いを治す、といっている。その理由は、心はこれ一期の果報の主人である。たとえば国王が来れば群賊は逃げ散るようなものである。つぎにある師は、臍下一寸を憂陀那と名づける。シナでは丹田という。もしよく心をそこに止めてこれを守って散らさず、時間を経過すること久しければ、すなわち治ることが多い、といっている。またある師は、常に心を足の下の方に止めて、行住坐臥を問うことなくそうしていれば、すなわちよく衆病を治すといっている。その理由は、人間は四大が不調となると種々の病患が多いが、これは心が上に向かうので四大が調《ととの》えがたくなるからである。もし心をおちつけて下の方におけば、四大が自然に調ってきて種々の病いが除かれるのであるといっている。またある師は、ただ諸法は空であって、実体が無いものであると知って、病いの相にとらわれず、ただ寂然としておるだけで、治ることが多い。その理由は、心の憶いが四大に強く影響することに因って病いが生ずることがあり、心を息《やす》めて和悦ならしめれば種々の病いがすぐに治るのであるといっている。故に仏は、「なにを病いの本というか、いわゆる攀縁（とらわれること）である、どういうふうにしてその攀縁を止めるのか、いわく心には所得がないと知ることである」といっている。このように種々の説があり、止を用いて病いを治す方法も一様ではない。故にわれわれはすべからく知るべきである。善く止の法を修すれば、よく種々の患を治すことを知るべきである。

つぎに、観（正しい智慧で対象を観察すること）をもって病いを治す方法を説明しよう。ある師は、心を観察し六種の呼吸法を用いて病いを治せといっている。これはすなわち観がよく病いを治すのである。六種の気とはなにか。一に吹、二に呼、三には嘻、四には呵、五には嘘、六には呬とよばれる呼吸の仕方である。この六種とも、みな唇のなか口のなかで心をはたらかせて、その呼吸の仕方を工夫するのである。もし坐禅をしていて、寒い時にはまさに吹といわれる呼吸の仕事をし、熱い時には呼といわれる呼吸の仕方がよいといわれる。もし病いを治すには、吹は寒さを去り、呼は熱を去り、嘻は痛さを去り、また風（風病）を治し、呵は煩を去り（わずらわしさをなくし）、また気を下し（気持ちが落ち着き）、嘘は痰を散じ（痰を出さなくし）、また満（体のむくみ）を治し、呬は労を補う（疲れをとる）。もし五臓を治すためには、呼と吹の二種の呼吸は心臓を治し、嘘は肝臓を治し、呵は肺臓を治し、嘻は脾臓を治し、呬は腎臓のためによいといわれる（表4参照）。

つぎにまたある師は、もし上手に観想（一つのことに精神を集中すること）しながら十二種の呼吸をつづけていれば、それでよく種々の病患が治る、といっている。一に上息、二に下息、三に満息、四に焦息、五に増長息、六に滅壊息、七に煖息、八に冷息、九に衝息、十に持息、十一に和息、十二に補息といわれる呼吸法であるが、この十二種の呼吸法はみな観想の心から生ずる。いまこの十二種の呼吸がそれぞれなにを対治（治療）するかを説明しよう。上息は沈重を治し、下息は虚懸を

表4　六種の気の行い方

	（口　形）	（症　状）	（病　気）
①吹	〈フーッ〉と火を吹くように	寒気	冷病・心臓病
②呼	〈フーム〉と口を軽くむすんで	熱気	熱病・心臓病
③嘿（呬）	〈フフフフ〉と歯牙をあわせたままで	痛	関節痛・風病・腎臓病
④呵（嘘）	〈アハハ〉と口を大きく開いて	煩（わづらい）	煩張上気（わづらいむくみ、気がたかぶる）・肝臓病
⑤嘘（呵）	〈ハー〉と咽頭に力を入れて	痰	痰癃（多量の痰）・肺病
⑥噂（嘻）	〈ヒー〉と歯列間を少しあける	労	疲労・脾臓病

治し、満息は枯瘠を治し、燋息は腫満を治し、増長息は羸損を治し、滅壊は増盛を治し、煖息は冷を治し、冷息は熱を治し、衝息は塞《ふさが》り結《けつ》して通じないのを治し、持息は戦《おのの》き動くのを治し、和息は通じて体の四大が不和であるのを治し、補息は四大を資け補う。このような呼吸法を心得て、あまねく種々の病いを治すがよい。これらを用いるのにその適正さ（適切に用いること）を失えばかえって種々の病いを生じてくることがあることも、これから類推して知るべきである（表5参照）。

つぎにある師は、上手に仮想観（特定のことを一心に空想する精神活動）をもちいてよく種々の病いを治せといっている。もし人が冷を患っているときに、身の中に火気があって起こると想えば、それでよく冷が治せるようなものである。これらは雑阿含経のなかの治禅病秘法七十二法のなかに、広く説かれている。つぎにある師は、ただ止観を用いて、身の四大のなかの病いは正体がない、心の中の病いもまた正体がないと検析（分析）せよ。衆病（多くの病気）はそれだけで治そうとしなくても自然におのずから治るであろう、といっている。

このような種々の説がある。観を用いて病いを治すことも一様ではないが、よくその意を得れば、すなわち病いとして治せないものはなく、必ず治る道理である。

表5　十二種の息の行い方

	（呼吸をする時の心理作用）	（症状または病気）
①上　息	うわずった気持	沈重（気分が重苦しい状態）・地大病
②下　息	引きさげる気持	虚懸（気にかかること）・風大病
③満　息	腹を一杯にする	枯瘠（やせおとろえ）
④燋（焦）息	少しせきこむように	腫満（むくみ）
⑤増長息	ゆっくりと力をぬく	羸損（極度の疲労）
⑥滅壊息	心を沈ますように	増盛（感情のたかまり）・癊膜《いんまく》（性病）
⑦煖　息	あたたかい気持	冷
⑧冷　息	冷ややかな気持	熱
⑨衝　息	突き進むように	腹部のしこりのために通じない状態
⑩持　息	じっとおさえるような気持	掉動（体がひきつる状態）
⑪和　息	おだやかな気持	風、火、水、地の四大不和
⑫補　息	おぎなう気持	虚乏（栄養不良）

まさに知るべし、止観の二法は、もし人がよくその意を得れば、すなわち病いとして治らないものはない。

もしそれが鬼病であるなら、まさに心を強くもち、さらに呪（呪文）を誦することを加え、もってこれと助けて治すべきである。もしそれが業病（自分の行いや、長い生活習慣によって起こった病気）といわれるものであるなら、ぜひ必ず加うるに福業を修する（良いことや奉仕活動を行う）ことと懺悔（自分の罪を悔い改める）とをもってするがよい。病患はおのずから滅するであろう。

この止観の二種の治病の法は、もしわれわれがよくその一の意を得れば、すなわち自分のためによくこれを行うとともに、またよく他人を兼ねてたすけていくこともできる。いわんやまたそろってそれらに通達すれば、なおさらである。すべて知らないのでは、もし病気になってしまったときに、治すことができないで、修行も中止してしまわなければならないだけでなく、おそらくは生命にもかかわる心配が生じる。そのようなことでは、どうして自分が修行し、人に教えることができようか。だから止観を修習しようと思うならば、ぜひとも必ず内心の治病の方法を理解しておかなければならない。内心の治病の方法も種々多様である。とてもその一々をくわしく文章にして伝えることはできない。もし習い知りたいとねがうものは、まさに自分でさらに研究を進めるべきである。上来に述べたところは、ただこれその大意を示したのみである。これだけでそれらを用いようとすれば、おそらく不充分な点も生ずるであろう。

さて、最後に質問する。心を用いて坐禅のなかで病いを治せば（病いを治療するならば）、必ず効果があるか、否か。答う。もし十法をそなえてこれをやれば、益がないことはない。十法とは、一に信、二に用、三に勤、四に恒《つね》に縁のなかに住す。五に病いの原因を別《わきま》え知る。六に方便、七に久しく行う、八に取捨を知る。九によく将護する。十に遮障を識るということである。ここにいう信とはなにか。この方法は必ずよく病いを治すと信ずることである。ここにいう用とはなにか、時に応じて常によく用いることである。勤とはなにか。これを用いること専精にして息まず、治るのをまって限度とすることである。ここにいう縁のなかに住すとはなにか。細心の注意をもって念々にその方法にしたがい、しかも異ったものに心をうつさないことである。病いの原因を別うというのはなにか。病いの原因を別え知ることで、くわしくは上に説いたごとくである。方便とはなにか。呼吸の仕方、心のはこび方、ものの想い方など、善く巧みにこれを行って、よろしきを失わないことである。久しく行うとはなにか。これを用いていまだ利益がなくても、日月をかぞえたりせず、常に習って廃めないことである。取捨を知るとはなにか。益あるを知れば勤め用い、損があればこれを捨て、微細に心を用いて治療に努力することである。将護を知るとはなにか。よく他のものとの関係や犯触《はんしょく》を認識することである。遮障を識るというのは、益があっても外の人たちにむかってみだりに論説せず、いまだ利益が現われなくても疑いや謗《そし》りを生じないことである。もしこの十法をまもってゆけば、治ることは必定して効果がある。けっして虚しいことはない。

ここでは病気（四大・五臓の不調による病気）を治療する要点は、止・観の二種類であると述べ、これらについて解説しているのである。

まず止（心を安定させること）による治療法として、四種類の治療法を紹介する。第一には病んでいる部位に心を置いて安定させると、よく病気は治る。その理由は、心は王にたとえることができ、病気は賊にたとえられるから、心を病んでいる部位において気持を散らさないでおけば、賊は退散する、という。第二は心を臍下丹田《せいかたんでん》（臍のした二寸半）に集中し、長い時間心を散らさないでおけば、病気は治ることが多いという。第三は常に心を足の下にとどめ、歩いているときでも、立ち止まっているときでも、坐っているときでも、寝ているときでも、この状態でおくと、多くの病気を治すという。その理由は、心が体の上部にあると、四大のバランスがとれなくなって病気にかかり易くなる。しかし心を体の下部におけば四大のバランスがとれるから、病気にかかりにくくなるのである、という。さいごに人間の人生を含めた自然のあらゆる現象は空であり、実体がないことを知って、病気に執着しないで心をおだやかにしているだけで、病気が治ることが多い。それは、病気に執着することが、四大のバランスを保つ上に強く影響するからであるという。

ここで強調したいことは、病気の治療法として空の思想を重視している点である。空の思想は、大乗仏教のもっとも根本的な思想であって、自然のあらゆる現象を肯定も否定もしない中の思想の立場をとるのである。言葉をかえていえば、自然のあらゆる現象はいっときも固定していない。時々刻々と変化しているから、現象に執着しない、とらわれないで、あるがままに素直に受け入れる、この思想をさすのである。したがってわれわれ人間の人生における欲望にたいして執着が起きなくなる。この境地に到達すると、すべての人を救ってあげようという、慈悲の心が生まれてくるのである。

ついで観（正しい智慧で対象を観察すること）による治療法として四種類の治療法を紹介する。第一は六種類の気を用いて病気を治す方法である。六種類の気とは、一に吹、二に呼、三に嘻、四に呵、五に嘘、六に呬の呼吸法をさし、その詳細を表4に示した。第二は一二種類の息を用いて病気を治す方法である。一二種類の息とは、一に上息、二に下息、三に満息、四に焦息、五に増長息、六に滅壊息、七に煖息、八に冷息、九に衝息、十に持息、十一に和息、十二に補息の呼吸法をさし、その詳細を表5に示した。

第三に仮想観を用いて病気を治す方法を説いている。もし人が冷えによって病気にかかっているときは、体の中に火気が生じてくると観想すれば、それで冷えの病気を治すことができる。これは『雑阿含経』のなかの『治禅病秘法』七十二法に説かれていると智顗は述べているので、このお経をよく読んでいたと思われる。第四に止観を用いて病気を治す方法を説いている。体の中の病気は実体がない、心の中の病気も実体がないことを観察すれば、病気は自然に治るであろうと説いた。

智顗は、このように、種々の治病法を説いたが、止と観によって必ず病気は治ると断言している。止は心を安らかにし、観は正しい智慧で対象を観察する修行法で、禅と同じ意味であることはすでに述べた（四六頁参照）。

つぎに鬼病や業病の治療についても、止と観の二種の治病法を用いるならば、なにも恐れることはないと説いているが、さらに鬼病では心を強く持って、呪文をとなえれば鬼は逃げていく。業病の場合は、善いことを行い、人の幸せに役立つことをするように勤め、己れの罪を反省し悔い改めるように努力すれば治るのである、と説いた。

天台大師・智顗は、この止観の二種の治病法をしっかりと習熟すれば、自分の病気をよく治すことができるばかりでなく、他人の病気をも治してあげることができる。

この治病法を知らないと、自分が病気になったとき、治すことができないばかりでなく、自分の修行も中止しなければならなくなる。だからこそ種々な治病法を知っておく必要がある。そしてこの治病法に習熟したいと思ったら、自分でさらに研究を行えと説いている。

最後に、智顗は、自問自答の形式で坐禅のときに起こる病気も、これらの治病法で治すことができるか、という質問を行っている。それに対して智顗は、十法を行えば治すことができるという（表6参照）。十法とは信、用、勤、恒に縁の中に住す、病いの原因を別《わきま》え知る、方便、久しく行う、取捨を知る、よく将護す、遮障を識るということであると、病気を治す心がけを強調している。この十法をみると、患者が病気を治す心がまえを、微にいり細にいり分析して、わかり易く丁寧に説いていることがよくわかる。そしてこの十法は、現代においても患者の心得として用いることができる立派な心

表6　療養するときの十法の心がまえ

十　法	療養するときの心がまえ
1　信	信ずる
2　用	時に応じて常に行う
3　勤	治病に専念して休まないで病いが治るまで行う
4　恒に縁の中に住す	細心の注意をもってその方法を行い、異った方法に気をそらさない
5　病いの原因を別《わきま》え知る	病気の原因を正しく知る
6　方便	呼吸の方法、心のはこび方などを正しく行い、間違った方法で行わない
7　久しく行う	治病法を行って効果がすぐに現われなくても長く実行してやめない
8　取捨を知る	効果があると思ったら勤めてこれを行い、効果がないと思ったら止める
9　よく将護する	他の治療法との関係をよく知る
10　遮障を識る	効果が現われてもそれをすぐに他人に話したり、反対に効果がすぐに現われなくてもそれをすぐにそしったりしてはいけない

得であるといえよう。

『摩訶止観』では次のように述べている。

対治の方法を明かすと、対治の仕方は同じでない。もしも労働や飲食などが原因で病気になった場合は、薬方を用い、調養（薬をうまく調合して内服し、療養する）すれば治すことができるのである。

もしも坐禅が調わないで病気になった場合は、むしろ坐禅を用いて、よく息や観を調えることによって治すことができるのであり、薬湯（煎じ薬）を用いても治すことはできない。もしも鬼や魔によって病気になった場合は、深い観行（心の状態を観察する行）の力や大神呪（大変すぐれたまじない）などを用いて治すのである。もしも業の病いの場合は、内に観の力を用い（内面的に精神的な観行の力を用い）、外に懺悔を用いて（外面的には罪を悔い改める態度を示して）治すのである。それぞれ治療法が異なるので、よくその意を得なければならず、刀を操り刃を把ってみずから毀傷するようなことにならないようにしなければいけない。

今は坐禅について簡略に六種の治し方を示そう。すなわち一つは止であり、二つは気であり、三つは息であり、四つは仮想であり、五つは観心であり、六つは方術である。

まず、止を用いる治し方は、温師（師匠の名前）は、「心を豆の大きさほどの臍の中に繫げて置き、衣を解いてよく臍を見てその相状（様子）を心の刻み、その後で目を閉じ口や歯を合わせ、舌を上のがくに向けて、気息（呼吸）を調え、もし心が外に走り回るようであればこれを収めて（とらえて）もどすようにするのであり、もしその念を失う（心が静かに保てない）ようであれば、また衣を解いて臍を見て、よくその相状を心に刻んでから（心にしっかりと把握してから）また前のようにするのである」という。これは諸病を治し、諸禅を発す方法（いろいろな禅の修行を行うことができるようになる方法）である。この観をなす時（このような心の観察をしていると）、また無量の相があり（はかり知れないいろいろな心の様子がわかり）、あるときは針で刺すように痛かったり、あるときは縄で牽くように急であったり（心の変化が縄でひっぱられるように急に起こり）、あるときは虫がくらうかのように痒かったり、あるときは水を注ぐかのように冷たかったり、あるときは火で炙《あぶ》るように熱かったりというように、このような諸種の感じが起こるときは、一心に精進して（心を静かに保つように一生懸命に努力して）、後退することがないようにするのである。もしこの感触（心の迷い）から免れると諸禅を発すことになり、もし神意（心の状態）が静まるとそれは電光定の相（電光定といわれる状態）である。このように禅を得る（禅の修行ができる）ことになるのであるから、病気も治らないことはないわけである。

心を臍に繋げる理由は、息は臍から出て、また入って臍に至るのであり、息の出入りは臍を中心にしているから、容易に無常をさとることができるわけである。また、人が胎内に宿るとき、識神（意識）が始めて血と合し、臍で糸を帯び臍で繋がっているからである。また、臍は諸種の腸や胃などの内臓の根源であるから、源を尋ねれば不浄を観ずることができ、よく貪欲をとどめることができるからである。四念処（煩悩を打破するために行う、一、身は不浄であると観察する身念処、二、感覚は苦であると観察する受念処、三、心は無常であると観察する心念処、四、法は無であると観察する法念処の四種類の観法）では臍を感ずる（臍で観察する）ことが身念処の方法（四念処の一番めの観察法）となるのであり、六妙門（天台宗において考えられた、涅槃の悟りにはいる門を六種に分けたもの）では、臍が止の門となり、いずれもよく道に入ることになるので（よく臍を出入りすることになるので）多く臍を用いるわけである。正しく用いて病いを治すのは（正しく用いると病いが治るのは）、丹田は気の海（貯蔵所）であり、よく万病を銷呑（とかしのむ）するからあり、もし心を丹田に止めれば気息は調和するので病気を癒すことになるわけである。

また、ある師は、「上気し（のぼせて）、胸が満ち（いっぱいになり）、両脇が痛み、背骨が張り、肩井（かた）が痛み、心が熱懊し（かっかっとし、）痛みに煩わされて食べることもできず、心が瘇《は》れ、臍下が冷え、上（上半身）が熱し下（下半身）が冷え、陰陽が和せず（うまく調和せず）、気が嗽する（咳をする）、というような以上の十二種の病気は、みな丹田に止まるものである」という。丹田とは、臍下二寸半のところをいう。あるいは痛みが激しいときは、心を膝下三寸の三里に移すのである。それでも痛みが除かれなければ、両脚の大拇指の爪の横の文の上に移し、治すようにするのである。頭が痛み眼睛（眼球）が赤く疼み、唇口（口の中や唇）が熱く、鼻を繞《まと》って（鼻のまわりに）、胞子ができ、腹が突然痛み、両耳が聞こえなくなり、首すじが強《こわ》ばるというような以上の六種の病いは、両脚の間に境界をおいて心をここに繋げるようにするとよい。一瞬の間に水腹が張り（腹に水がたまって腹がはり）急に痛むようなときは、心を専一にこの境に注ぎ（心を腹に集中し）、もし心が落ち着かないようであれば息を小さくし小康を得たところで一度起ち上って、あらためて前の方法を繰り返すのである。少し痛みが除いたように感じたら、さらに続けてこの方法を用いるといい。もしもこれによって腰や脚が急に痛み出すときは、両脚の下に一丈の坑（あな）を作るかのように想像し、前の境界を移してこの坑の底に置いて心を調えれば自然に治るであろう。これらは必ず静かな室内でしなければいけない。

また、常に心を足に止めるのは、よく一切の病いを治すことになるからである。なぜかというと、五識（眼、耳、鼻、舌、身の五根から色、声、香、味、触の五つの分野の感覚が生ずる。これを眼識、耳識、鼻識、舌識、身識という。すなわち五識である）は頭にあって、心は多く上に縁ずる（上部にとどまる）ものであるから、心は風大を使い、風大は火大を動かし、火大は水大を融かし、水大が身を潤すことになるので、このために上分（上部）は調っても（調和しても）下分（下部）が乱れて諸病を起こすことになり、あるいは脚足が痙攣するなどのことが生ずるわけである。また、五臓は蓮華のように靡靡《びび》（なびく）として下（下部）に向かうものであるのに、識（感覚）は多く上に縁ずるから、気が強く臓腑を衝けば、その影響を受けて病いとなるのである。もしも心を下に縁ずれば（下部にとどめれば）、火を吹いて下に溜め（火人が強く働いてエネルギーを下部に溜め）、飲食を消化する（飲食物を消化する）ので五臓は順《したが》う（順調に機能する）のである。このように心を足に止めるのが最良の治し方であることが知られよう。したがって常にこれを用いれば、しばしば深い利益（すばらしい効果）が得られるのである。この方法によって人の病いを治すことは証明ずみであり、蔣添文、呉明徹、毛喜などのような人々がその証人である。また、病いの処に随って心を諦かにしてこれを止めれば

（病気のある部位に正しい真心を置けば）、三日を過ぎることなく、縁にたがわず（間違いなく）必ず治るはずである。なぜかというと、門を開けば風が入って来るように、扉を閉じれば風が止む（入ってこない）ようなもので、心が外の境を縁ずるのは、ちょうど門を開くようなものであり（心を門の外にとどめることは、ちょうど門を開けて風を門の中に入れ、外の様子が気になると同じ状態になり、心が落ち着かず、下部に心をとどめる）、心を痛む処に止めるのは、扉を閉じるようなもの（扉を閉じれば風が入ってこないから心を痛む場所にとどめる）であって、道理にかなっているからである。また、心は王のようなものであり、病いは賊のようなものであり、心を病いの処に安んずれば（とどめれば）、賊はすなわち散じ壊れる（ちりぢりばらばらになって、危害を加えない）ことになるのである。

二つに、気（眼に見えないエネルギー）を用いて治すことは（には）、すなわち、吹・呼・嘻・呵・嘘・呬の六気である（を用いる）。みな唇吻において息を吐納し（口の形を六気の字の音が出るようにして呼吸し）、歯や舌を使って、静かに心を運ばせながら（動かしながら）想を帯びつつ（心で想像しつつ）六気を作す（実行する）のである。冷えるときは吹気を用い、火を吹くようにするのであり、熱いときは呼気を用い、百節（多くの関節）が疼痛するときは嘻を用い、また風大を治すのであり、もし煩脹（体がむくむ）して上気するときは呵気を用い、もし痰癊（多量の痰）するときは嘘気を用い、もし労倦（体が疲れてだるい）するときは呬気を用いるのである。また、この六気が五臓を治すことは、呵気は肝臓を治し、呼気・吹気は心臓を治し、嘘気は肺臓を治し、嘻気は腎臓を治し、呬気は脾臓を治すのである。また、六気が同じく一臓を治すことは、一臓が冷えるときは吹気を用い、熱いときは呼気を用い、痛いときは嘻気を用い、煩満（非常にわずらわしい）するときは呵気を用い、痰があるときは嘘気を用い、乏倦（疲れる）するときは呬気を用いるのであり、他の四臓についてもこれと同様にするのである。

まさに静かな処を求めて、結跏趺坐して、身を平らかに真直ぐにして、身体をゆったりとさせ、四支をのびやかにして、骨や筋を正し、また、関節を相応（対応する）させるようにして、倚らず曲がらず、帯を緩めて、右左と顚側（位置を変える）して姿勢を調え、左の手を右手の上に置いて、親指をわずかに着けるようにし、頬車《きょうしゃ》（あご）をゆるめて、わずかに口を開け、四、五反（四、五回）、長く気を吐き、次に頭を真直ぐに起こして、徐々に目を閉じ、瞼はつよく閉じないようにし、そういう状態で光を遮断し、その後で息を用いるのである。

次に、別に十二の息を運ぶ（実行する）とは、すなわち、上息・下息・満息・焦息・増長息・滅壊息・冷息・煖息・衝息・持息・和息・補息である。この十二の息は仮想の心を帯する（特定のことを一心に空想しながら修行する）息（呼吸）である。その理由は、最初に胎内に宿ったときに報息（六の気、無意識呼吸）があるが、母の気息（呼吸）に随って、胎児が次第に長大になり、風の路も滑かになり胎児の息の出入りが母の息に随わないようになったとき胎内から出て、独自の息をするようになるのが依息（十二の息、意識的呼吸）である。依息は、心によって起こり、瞋欲や貪欲（怒りたい気持ちやむさぼりたい気持ち）が起こるときに気息が隆盛になる（呼吸が盛んになる）ようなものを依息というのである。前述した六気は報息によって想を帯び（想像し）、今の十二息は依息によって想を帯びる（想像する）ので、前述したところとは異なるわけである。前では五色を縁じて五臓の病いになったわけであるが、これは五臓によって病いになるものであるから、この依息を使って治すわけである。上息は沈重（気分が重苦しい状態）な地大の病いを治し、下息は虚空に懸るような（気にかかる）風大の病いを治し、満息は枯瘠を治し、焦息は腫満（体のむくみ）を治し、増長の息はよく四大を成長させる。外道が気を服するのはただこの成長の気を服するのにすぎない。滅壊の息は、諸種のいん膜（性病）を散じ、冷息は熱を治し、煖息は冷えを治し、衝息は癥結した腫毒（腹のしこりのために通じない状態）を治し、持息は掉動（体がひきつる）して安定しないのを治し、和息は四大を通融（うまく調和する）し、補息は虚乏（栄養不良）を補うのである。このような諸息をなす（十二の息を実行する）ときは、それぞれを心想（心の思い）に随わせてみな成就させるようにし、細かに諸病を知り、諸息を用いて、誤まって用いることがないようにしないといけない。

四つに、仮想の治は、前の気の治と息の治の中でも、この仮想を兼ね用いたのであるが、今は専ら仮想を用いて治すのである。これは弁師が首のこぶを治した方法や、癥（腹部のしこり）を病む人に針を用いる方法のようなものであり、『雑阿含経』の中で説く煖かな蘇（ヨーグルート）を用いて労損（体の病気）を治す方法や、蛇を呑む方法のようなものがこれに相当する。

五つに、観心の治（心を正しく観察して治す方法）は、仮想や息などを帯することなく（加えないで）、直ちに心を観ずる（心のみを観察する）方法であり、内と外に推求しても（心の中と心以外のものについて探求しても）心（ほんとうのもの）は得ることはできないのであるから、病いが来て一体、誰を苦しめるのか、誰が病いを受けるのか、所詮、得ることはできないと観ずるのである。

六つに、方術（祈禱）の治は、知らないときは縁遠いものであるが、案外、身近かなところで使われていることがわかる。それは噦（しゃっくり）を治す方法や、歯痛を治す方法や、親指をもんで肝臓を治す方法などのようなものである云々。方術の治は浅薄で卑近なものであり、その本質は事実を衒う（見せびらかす）ものであるから、出家の人が用いるようなものでない。こういうことは最初から学ぶ必要はなく、学んだことがあれば急いで棄てる方がよい。しかし四種三昧（禅を実修する方法として、身の動作、口の唱法、意の観心の三面から考えだされた四種類の修行法）を修するようなときに、泡のように脆い身は損と増の定まり（どれが体のために良いか悪いかという定め）がないので、方術を借用して病いを治すことができるのであれば、身を安らかに保って道を存する（そのまま修行が行える）ことにもなるので、方術をむやみに嫌うのもいけない。しかし、方術を用いて名誉を求めたり利養（利益）を求めようとして、時の人々を喧動するようなことは悪魔の仕業といわなければならず、そういうことは決してあってはならないことなので急いで棄てなければいけないというのである。

『摩訶止観』では病気の治療法については、坐禅を行っているときに体の調子が悪くなり、病気になった場合に、当時行われていた止、気、息、仮想、観心、方術の六種類の治療法を紹介している。そこでこれらの大意を述べ、ついで先の『天台小止観』に説かれているものと比較したい。

まず止については、第一には心を臍に集中する方法を説いている。すなわち、臍が見えるように衣を解いてよく臍を見て、その形状をしっかりと心に刻み、その後で、目を閉じて口や歯を合わせ、舌を上顎にむけて呼吸を調えて、心を常に臍に集中して、治療する方法である。心を臍に集中する理由は、吐く息は臍から出て吸う息も臍から体に入る。すなわち臍を中心にして息が出たり入ったりして、息は一時も停止していないことを理解する。さらに自分が母の胎内にあったときは、自分の臍は母の臍と連結して自分の命を維持し、胃や腸などの臓器の根源であるから、そのことをしっかりと認識すれば、不浄であることを悟って貪欲をとどめることができ、心が清浄になるので病気が治るのであるという。

第二には臍下の丹田に心を集中する方法を説いている。すなわち、上半身が熱くなり、胸がいっぱいになった感じとなり、両脇が痛み、背骨が張り、肩甲部が痛み、心臓が苦しくなり痛くなって、食事もできなくなる。さらに臍より下部が冷え上部が熱くなって、体の機能が円滑に行われないで、咳がでるのは、丹田に起こった病気の症状である。したがって心を丹田に集中して安定させるとこの病気は治るという。丹田とは臍の下二寸半の部位を指す。この方法で治らないときは、膝下三寸の三里や親指の爪の横の文の上に移すとよいと述べている。また頭痛があり、眼球が痛み、口唇が熱くなり、急に腹痛が起こり、難聴となり、首すじが堅くなるような場合は、両下肢の間に境界をおいて心をそこに集中するようにするとよいという。

第三に常に心を足に集中して治す方法である。それは五識（眼識、耳識、鼻識、舌識、身識）は頭にあり、心は多くの場合、体の上部にあるから、その心が風大を使い、風大が火大を動かし、火大が水大を融かし、水大が身大をうるおす。すると体の上部の四大が調和しても、下部が乱れて諸々の病気を起こしやすくなる。したがって心を足にとどめると、足を温かくし、食べた食物をよく消化するので、五臓の機能も順調となり、病気を治すという。

止を用いる方法について、『天台小止観』と『摩訶止観』と比較すると、『天台小止観』では、①心を病んでいる部位において集中する方法、②臍下丹田に心をとどめる方法、③常に心を足の下の方にとどめるように心がける方法、④人間の人生を含めた自然のあらゆる現象は、空であり実体がないことを知って、病気に執着しないで心をおだやかにする方法の四種類をあげている。『摩訶止観』では、①心を臍にとどめて集中する方法、②心を臍下丹田に集中する方法、③常に心を足に集中する方法を説いている。

これらをみると、『天台小止観』の②臍下丹田に心をとどめる方法、③常に心を足の下の方にとどめる方法と『摩訶止観』の②心を臍下丹田に集中する方法、③常に心を足に集中する方法とが、それぞれ一致していることがわかる。しかし両者の止を用いる治療法を比較すると、『摩訶止観』の方が『天台小止観』より足の法に心を集中する治療法に重点が移っていることがわかる。鎌田茂雄氏は『体と心の調節法』の中で螢山禅師の説いた心の病いの治療法をつぎのように紹介している。「心が若し沈んだり、或いは浮かんだり、或いは気持ちがフワッとしたり、或いは仏を見たり、お経の内容がすべてわかる、このように種々なおかしい奇特な精神状態になるのは、念息不調の病（心の病）である。この病のときは、心を両足の上に置く。心が沈みきったときには、心を全額部に集注する。心が散乱したときには、鼻の先から丹田に意識を集注せよ」と。この心の持ち方は、坐禅のときばかりでなく、ふだん生活をしているときでも必要なことで、多くの人々の間に注目されるようになった。

ついで、智顗は、吹・呼・嘻・呵・嘘・呬の六種の気を用いて病気を治す方法について述べている。すなわち、身体が寒いときは吹、身体が熱いときは呼、身体や関節が痛いときは嘻、身体がむくんで気持ちがたかぶったときは呵、痰がでるときは嘘、身体が消耗したときは呬が効果があるという。

また、六種の気は五臓の病気にも効果があると述べている。吹と呼は心臓病、嘻は腎臓病、呵は肝臓病、嘘は肺病、呬は脾臓病にそれぞれ効果があるという。

さらに一つの臓器が悪くなり、種々の症状がでた場合は、さきに述べた、身体の種々の症状にしたがって用いた六種の気をそのまま用いれば、それぞれの症状を治すことができると述べている。

『天台小止観』では、前述の身体の症状および五臓の病気の効果については述べているが、三番目の一つの臓器の病気をも治すことができるということについては述べていない。このような『天台小止観』と『摩訶止観』にみられる記述の差異は、どのように考えたらよいであろうか。筆者は、これは撰者智顗の撰述した年齢の違いによるものであると思う。すなわち、『天台小止観』は智顗が三〇余歳の頃に撰述したものであり、『摩訶止観』は五六歳のときに撰述したものである。してみると、智顗は年齢を重ねるにしたがって、当然六種の気を用いた治療に関する知識が、より豊富になっているということを考慮すれば、上記の差異はおかしくないと思われる。

つぎに、五臓の病気を治すために用いる六種の気の行い方を『天台小止観』と『摩訶止観』で比較すると、臓器によって異なっていることがわかったので、それを表7に示した。これをみると、肝臓と肺臓の病いで異なっていることがわかる。しかし、この二書をそれぞれ執筆した二人の著者は、いずれも医師ではないので単なるミスによるものと考えてよいのではないかと思われる。

表7 五臓の病いにおける『天台小止観』と『摩訶止観』にみられる六種の行い方の差異

五臓	『天台小止観』	『摩訶止観』
心臓	吹・呼	吹・呼
腎臓	呬	煕
肝臓	嘘	呵
肺臓	呵	嘘
脾臓	嘻	嘻

ついで一二種の息を用いて病気を治す方法を述べている。それは上息・下息・焦息・満息・増長息・滅壊息・冷息・煖息・衝息・持息・和息・補息の一二種の息法である。この息法については、『天台小止観』と『摩訶止観』との間に記述の差異がみられない。

しかして智顗は六の気と一二の息とを比較して、後者を重視している、と川田洋一氏は述べている。それは、六の気が生理的なものであり、われわれの口唇や舌や歯の動かしかたを変えて、空気をいろいろな方法で吸入し、これによって五臓の病いを治療しようとするのである。それにたいして一二の息は、緊張した心、精神作用によって吸入した気をもって治療するからである、という。安藤俊雄氏も同様の趣旨から、一二の息に特別の価値を認めている。鎌田茂雄氏は六の気は、気功法の一種であり、細かいことは不明であるが、呼吸によって体の病いを治せることは事実である、と述べ、一二の息については細かくあげてもあまり役にたたないので、ここでは省略しておく、と結んでいる。

一二の息の評価については、前記のように人によって異なるが、治療の手技は簡単でないことは確かである。したがっていまは実際には行われていないようである。

仮想の治とは、心のなかで仮に病気と違ったことを想像する一念が、病気の治癒に良い影響をあたえるというのである。『天台小止観』では、もし体が冷える病気になったならば、体の中に火気が生じてくると仮に一心に想えば冷えの病気は治ると述べているが、『摩訶止観』では、さらに首のこぶを治した例、腹のしこりを針で治した例、暖かい酥を用いて体の病気を治した例、蛇を呑んで治した例の四例を紹介している。

首のこぶを治した例は、朝鮮の高麗の僧が首のこぶができた患者を治療するのに、自分のこぶを仮に首のこぶと考えないで、蜂の巣から子蜂がすべて飛び出して穴だらけとなった巣であると想像せよと指示し、患者はこぶが穴だらけになり、膿が流れでてしまう状況を想像して治した例である。

また腹のしこりを針で治した例は、患者に呼吸をととのえながら、腹の中のしこりを金の針でつき通したと想像することを指示するのである。

暖かい酥を用いて体の病気を治した例は、日本の白隠禅師（一六八五〜一七六九）が、肺結核を治療したことでよく知られている。これは頭の上に酥があり、それが次第にとろけて、脳から次第に五臓にひろがり、さらにを暖かく潤し、足の裏まで到達すると想像するのである。禅師はこの治療法について「この方法は何回も根気よく行えば、どんな病気でも治せないものはない。そして立派な徳を積むことができる。さらにどんな修行でも成功しないものはない。また、どんな事業をやっても必ず成功する。その効果が早く現れるか、遅く現れるかは、これを行う人の熱心さいかんによるから、一生懸命に精進せよ」と強調している。味わうべき言葉である。

仮想の治は、今日の治療法からみると、自己暗示によって潜在意識を変える精神療法である。したがって、この治療法で病気を治すには、患者自身がどの程度しっかりした想像力を持ち、それをどのくらい実修できるかということが重要のポイントとなるのである。

観心の治とは、『摩訶止観』では仮想や一二の息などを行わないで、直接に自分の心を観察して病気を治す方法を述べている。すなわち、病気で苦しむのは我々の心である。しかしその心はとらえることはできないし、実在しない。心が実在しないということは、苦しむ実体そのものが存在しないのである。したがって病気そのものも、病気にかかるものも実在しない。これを体得すれば自ずから病気は治るという。『天台小止観』では止観と称している。ここでは、止観を用いて体の病気は実体がない、心の中の病気も実体がないということを体得すれば自ずから病気は治るであろうと説いている。両止観は表現は異なるが、同様の思想を述べている。

ここに説かれている観心による病気の治療法の根幹には智顗の開いた天台仏教の思想が脈々と流れている。それは人生は空であり、仮であり、中であるという三諦円融の思想である。すなわち人間は生まれてから死ぬまで、すべての体の構造が、すべての臓器の機能が、一刻も静止していないで、刻々と変化している。これを仏教的には空という。すなわち空とは実体がないことをいう。ついで我々の体は一生の間健康で病気をしないで過ごせるということはまずない。たとえば、かぜをひいて熱が出たり、胃炎にかかって腹痛を起こしたり、下痢をすることは、よくある体の病気である。このようなときにつける、かぜとか胃炎という病名や、熱とか腹痛、下痢という症状の名前は、体の病気の変化に応じてつけたものであって、固定したものではない、したがってこれらの名前は仮につけられたものと、考えられるので、これらを仏教的には仮という。このように我々の体の状態は常に変動し、心も同様に常に変動することを十分に理解し、この与えられた人生を正しく生きようと悟るのを中という。これが三諦円融の悟りである。

方術の治については、『摩訶止観』では身近なところで使用されているが、その本質は事実を見せびらかすものであるから、僧侶が用いるようなものではないと、痛烈に批判している。しかし四種三昧によって修行する時は用いてよいと例外的に認めている。

『天台小止観』では鬼病の治病には、止と観の二種の治病法を用いれば、恐れることはないと述べているが、さらに心を強く持って、呪文をとなえれば、鬼は逃げていくと説いている。

以上述べたことから、治病の方法として方術を重視していなかったことがわかる。

3　療養するときの心がまえ

本題については、『天台小止観』と『摩訶止観』に述べられている内容には差異がなく、『摩訶止観』の方が詳しく述べられているので、これについて考察を加えたい。

そもそも世間の医薬品は高価で、治療の時間を要するものであり、また、苦かったり渋かったりして服しにくい上に、諸種の禁止事項があり、これを服して命を養う人は、死ぬまでこれから離れることはできないのであるが、今は一文の金もかからず、半日の時間も無駄にすることなく、口に苦い心配もなく、思う存分飲んだり食べたりできるのに、人はみなこれを行じようとはせず、たとえ行じたとしてもその値打ちがわからないでいるのである。教えの内容が高すぎてこれを知るものが少ないことを、私は一番心配している。

そこで、このような十法をそなえれば必ずよい効果が得られるであろう。すなわち、一つは信じ、二つは用い、ないし十には遮障（さまたげになるもの）を知ることである。信ずることは仏道の根本であり、仏の教えに入る最初である。それはちょうど癩《らい》を治す人（癩の病気の治療を受ける人）が血は乳であると信じるように、駱駝の骨を真の舎利（ブッダの骨）であるかのように敬うようなものであり、きっぱりこの教えはこの病いを治すことになるのだと信じ、一片の疑いも生じないことである。信じても用いることがなければ自分にはなんの利益もないであろう。それはちょうど利剣を手に執っても、それを使って賊を切らなければ、反対に賊に殺されてしまうようなものであり、それを用いないこともこれと同じである。またそれに勤めなければ（その方法を一生懸命に用いなければ）なんにもならないのであり、初・中・後夜に、朝も暮れも専ら精進して（努力して実行して）汗をかいて、やっと成就する（上手にできる）のである。それはちょうど火を起こすとき途中でやめれば火は得られないようなものであり、勤めないのもこれと同じである。恒《つね》に（いつも）しなければならないことは、恒に治す方法を用い、念々に縁において（どんな時でもその方法を念頭に起き）動じたり乱れたりすることがないようにすることである。次に病いをよく知ることである。病いの原因を知ることについては上述した通りであり、病いをよく知らないと、浪《みだ》りに（やたらに）治す方法を行じたとしても、相応するところがない（つりあいがとれない、すなわち効果がないことをいう）のであるから、そういうことをしても利益がないという結果になるのである。方便は、善巧に治す（上手に治す）方法を用いることである。息の吐納（六種の気や十二種の息の行い方）が道理にかない（正しく行われ）、心の運想（心の仮想、観心などの方法）を成就して適宜であれば、それはちょうど琴の弦の緩急を軫柱で調節し、手の指で軽くはじいて音の調べを調えるようなものである。久しくすることは、用いてまだ利益がなくても、日月を考えずに、習い続けて止めないようにすることである。取・捨を知ることは、利益があれば勤めて用い、減損するところがあれば治し方を変えるのである。護持する方法を知ることは、よく禁止事項を知り、往来や飲食などが抵触しない（不利に作用しない）ようにするのである。遮障（さまたげになること）を知ることは、用いて益があったからといってこれを誇らしげに説くようなことはいけない。また、まだ益がないからといって疑いを生じ謗《そし》るようなことがあってもいけない。人に向かって説けば、まだ治っていないものは治らず、治ったものは再発して、治そうとしても治すことができないようなことになり、たとえ治っても二倍の力を要することになるからである。

もしもこの十法をそなえて、上述の諸種の治法を用いるならば、必ず利益があることは疑いなしである。私はあなたのためにこのようなことを教えておくので、この十法そなえて行ずるならば、決して虚しく終わるようなことはないであろう。

ここでは、いままで説いた治療法があまり一般の人に使用されていないので、これらをもっと多くの人に使用してもらうようにしなければいけないと考えた。そして、それには正しい療養の心がまえを、しっかりと植えつける必要があると痛感して十法を説いたのである。これを読むと、その心がまえが実に丁寧にわかりやすく述べられており、現代においても十分に役に立つ内容であることがわかる。

4　十乗観法（摩訶止観）

今、観じようとする思議を越える境（今、観察しようとしている常識を越えた真実の心の世界）は、一念の病の心（ほんとうは病気にかかっていないのに、自分が病気にかかっていると一心に思う心）は空でもなく有でもなく、法性の仏法の世界にほかならないのであり（空虚でもない、しかし実体は存在しない。そしてこれは心が作り出した幻であることがわかれば、その心はそのまま常識を越えた真実の心の世界にほかならないのであり）、あらゆるものが病いにおさまり、病いにおさまらないようなものはなく（あらゆるものが病気にかかり、病気にかからないものは存在せず）、そのままが仏法の世界（真実の仏の心の世界）なのであって、他の九種の世界（地獄、餓鬼、畜生、阿修羅、人間、天、声聞、縁覚、菩薩の世界）と異なるものではないのである。それはちょうど如意珠（あらゆる願いをかなえるふしぎな力）が空でもなく有でもなく、前にあるのでもなく後ろにあるのでもないようなものであり、病いもこれと同様である。言葉を越え、相状を離れ（言葉や形および状態では表現できない）、寂滅（静寂）のものであり清浄なものであるから、思議を越えているというのである。このように病いの実際をさとってみれば、一体、なにを喜びなにを心配することがあろうか。このように観ずるとき、からりと病いは癒えるのである。『金光明経』が、「直接この言葉を聞けば、病いは除かれ癒える」というのは、初めの不思議の境を観ずる意である。また、深く重くて除き癒やすことがむずかしい病いがあれば、長者の所に行って諸薬を調合してもらって、病を治すことになるのであり、それは後の九種の観の意である（これから説明する九種類の観察方法をさすのである）。

ここでは病気にかかったとき、第一の治療法として「不思議境」を観察する方法を説いた。よってこの章を「観不思議境」という。

すなわち、ほんとうは病気にかかっていないのに、病気にかかったと一心に思う心は空虚なものでない、しかし心の実体は存在しない。したがってそれは心が作り出した幻であることを観察できれば、そのまま仏の心の世界にほかならないのである。またあらゆる人間はすべて病気にかかり、病気にかからない人間は存在しない。したがって病気にかかったり、病気にかからないという現象は、自主性がなく相対的なものであるから、あるがままに素直に受け入れることができれば、その人は仏の心の世界を体得したのである。そしてこの世界は地獄、餓鬼、畜生、阿修羅、人間、天、声聞、縁覚、菩薩の九種類の世界と異ならないと智顗は説いた。

その理由について智顗は次のように説明している。彼は煩悩に満ち、最も悪にまみれた心の世界を地獄とし、しだいに心が清くなり、常識的な思考を越え、言葉では表現できない清浄な境地に段階的に到達し、遂に仏の心にいたる世界を地獄、餓鬼、畜生、阿修羅、人間、天、声聞、縁覚、菩薩、仏の一〇種類の世界に分けた。そしてそれぞれの地獄から仏までの世界において、さらに一〇種類の世界がある。すなわち地獄の世界のなかに餓鬼の世界、畜生の世界……仏の世界があり、仏の世界のなかにも地獄の世界、餓鬼の世界、畜生の世界……菩薩の世界があるというのである。そして仏の心の世界に到達したもののみが、それぞれの地獄から仏までの世界において、さらに一〇種類の世界があることを体得できる。したがって仏の心を体得したものの世界は、地獄、餓鬼、畜生……菩薩の九種類のそれぞれの世界と異ならないと説いた。

このように心の状態が、常識を越えた清浄な仏の世界すなわち不思議境に到達しておれば、病気をなにも恐れることない。病気をそのまま素直に受け入れて不思議境の心で観察すれば、からりと病気は治るのである。もし治らなければ、これから述べる九種類の修行方法を用いよと説いている。

あらゆる衆生（すべての人）はみなこのような理（仏教の教え）をそなえている（持っている）のであるが、それを知ることができず（不思議議境の世界を体得することができず）見思の流れ（煩悩に縛られた生活）に随って分段の生死の海（現世のこの世の中）に沈没しているのであるとして、（菩薩が）深く悲しみ愍《あわ》れむ心を生じ、有ではない、すなわち空である（病気にかかっていると思うけれども、実はそれは空虚であって、存在しない。自分の心が認識するから、病気が存在しているに過ぎない。逆に自分の心が認識しなければ病気は存在しないも同然であるという思想）と示して、道・滅（静寂な仏の心）の楽を与えようとするのは、病いを持っている菩薩がよく空観（病気にこだわらない融通無礙の心）をもちいてその心を調伏する（制御する）ことである。心を調伏しているので実の病い（実際の病気）は除かれ癒えているのであるが、慈悲の心によって権《か》りの病いが生ずる（かりに病気にかかる）のであり、分段の生死の国土に生まれ、分段の生死の人を、ちょうど一人子を見るかのように見て、子供がそのように病んでいるから、父母も同じように病むのであり、同じように身の病いを示して子供を慰め諭すのであり、子の病いが癒えると父母も癒えるのである。これは体法と析法を用いて慰喩する有疾の菩薩のようすである。

また、この病いを観ずる（正しく観察する）と、すなわち空寂（空虚）なものであるわけであるが、すべての衆生が純《もっぱ》ら空によってさとることができるというわけではないから、空の病いにも種々の病いがあることを知らなければならないのである。声聞などの二乗の人（いわゆる小乗仏教の出家僧）

はこのことを知らないから、無明や無知の流れに随って（煩悩やおろかさの満ちている現世の生活にあまんじ）変易の生死の海に沈没し（変化する生死の現世にほんろうされ）、諸病の差異を分別する（みわける）ことができないないので、このために仏の教えを説くことができず、衆生の浄土（すべての人が行ける悟りの世界）を成就させる（完成させる）ことはできないのである。この意味において（したがって）（菩薩は）慈悲の心を起こして、無知の苦を抜き（おろかなために味合う苦しみを除き）、道種智の分別の楽を与える（菩薩の知慧によってわれわれ凡人がかかる病気が、仮の病気であるかそうでないかをみわける）のであり、これが有疾の菩薩がよく仮の観（われわれ凡人がかかる病気が、仮の病気であるかそうでないかをみわける観想）をもちいてその心を調伏することである。心を調伏するから現実の病は除かれ癒えているのであるが、慈悲の心によって権りの病いが生じ、方便（娑婆）の国土に生じ（生まれ）、方便の衆生をちょうど一人子を見るかのように見て、その子が病むから父母も同じように病むのであり、身の疾を示してその子を慰め喩し、子の無知（おろかさのためにかかった病気）が癒えると父母（父母の病気）も癒えるのである。これが別教をもちいて慰癒する有疾の菩薩のようすである。

また、この病を観ずると、どれも仏法の世界でないものはないのであるが（どれも仏の教えによる真実の世界であるが）、衆生はすなわち中道（どちらにもかたよらない自由な心の世界）であることを知らず、中道の理（教え）がまだ顕われないので、無明の流れに随って変易の生死の海に没することになるのである。『仁王般若経』に、「三賢・十聖は果報に住する」（三賢・十聖の位を持つ菩薩は因果応報の世界に住む）というのは、実報の因果の病い（現世における、原因がわかっている病気）なのである。この意味において慈悲の心を起こし、無明の苦を抜き、究竟（終局）の楽を与えるのである。これは有疾の菩薩が中道の観を用いてその心を調伏するようすである。

我々凡人は煩悩がうずまく現世のなかで生きているために、先に説いた「不思議境」を体得することができないので、病気にかかったとき、どのように療養すればよいかわからなかった。これを知った菩薩は慈悲の心を起こして病気にこだわらない融通無礙の心（これを空という）を用いて煩悩をとりさり、仮に病人と同様な病気にかかって、病人を看病して治す三つの方法を説いたのである。それは第一は空観による方法、第二は仮の観による方法、第三は中道の観による方法である。よってこの章を「起慈悲心」という。

第一の空観による方法とは、慈悲の心を持ち、仮りの病気にかかった菩薩は、我々凡人が病気にかかるのは、実はそれは空虚であって存在しないのである。それにもかかわらず病気にかかるのは、自分の心がそのように認識するから、病気は存在しているにすぎない。逆に自分の心が認識しなければ病気は存在しないも同然である。例えば、あることに熱中すると病気のことを忘れてしまうことがある。これをさす。したがって病気を治すには、自分の心を病気にこだわらない真の自由な心を常に持つように心がけることを説いた。その例として病気にかかった一人息子を看病するのに、父母も息子と同じ病気にかかり、息子を慰め諭し、息子の病気が治ると父母の病気も治る例をあげている。この場合、父母は菩薩の化身（変化した身体）であり、息子は我々凡人に相当する。そしてこれを病気を持った菩薩が、体法と析法を用いて病人を慰め諭す方法という。

第二の仮の観による方法とは、慈悲の心を持ち仮りの病気にかかった菩薩は、我々凡人は、この現世の世界すなわち空の世界に、存在する種々の病気が仮りの病気であるか否かをみわけることができないので、菩薩に病気の差異をみわけてもらい、これによって我々凡人はその病気にこだわらない真の自由な心を常に持つように心がけることを説いた。その例として病気にかかった一人息子を看病するのに、父母も息子と同じ病気にかかり、息子を慰め諭し、息子がおろかなためにかかった病気が治ると父母の病気も治る例をあげている。この場合、父母は菩薩の化身であり、息子は我々凡人に相当することは、前述の第一の空観による方法の場合と同様である。

第三の中道の観による方法とは、慈悲の心を持ち仮の病気にかかった菩薩は、我々凡人が煩悩のもとを取り除き、どちらにもかたよらない真実の心で病気を観察する方法を用いて、悟りの世界を体得することを説いた。その例として病気にかかった一人息子を看病するのに、父母も息子と同じ病気にかかり、息子を慰め諭し、息子の煩悩の根源を除き病気が治ると、父母の病気も同じように治る例をあげている。この場合、父母は菩薩の化身であり、息子は我々凡人に相当することは、前述の第一の空観による方法の場合と同様である。

いままで説いてきた「起慈悲心」による心の修行は、実に『維摩経』の「文殊師利問疾品第五」につぎのように説かれている教えによったものである。すなわち文殊師利菩薩が維摩居士に病気にかかった原因を尋ねたところ「痴と煩悩から、わたしは病気にかかる。またすべての人が病気にかかるのでわたしも病気にかかる。若しすべての人の病気がなくなれば、わたしの病気もなくなる。なぜなれば、すべての人が病気にかからなければ、菩薩もまた病気にかからないからである」と述べている。これは、ほんとうは維摩居士は菩薩であるが、普通の信者に化身して人間の社会にはいり、病人を治療するのである。そのために慈悲の心をもって、仮りに病人と同様の病気にかかって、病人と同じ気持ちになって治療することを述べているのである。

さらに「病人は、自分と同じ病気を持った人がたくさんおり、その人達はいろいろな多くの苦しみを持って悩んでいることを同情してあげなさい。いつもすべての人が良くなることを考え、悪くならないように祈りなさい。そして医工となってすべての人の病気を治してあげなさい」と説いている。ここに述べている病人とは、病気にかかっている菩薩を指している。

「安心」は（「安心」とは）、人が道場で病むとき、上述のように、体解し発心して（体をリラックスし発起して）、身を端し念を正し（姿勢を正し心を清くして）、止を用い、観を用い（止観を行い）、善巧に悉檀を用いて調適してよろしき所を得れば（それによって真実の世界を見極めつくし、安らかな気持ちが得られれば）、一たび坐れば病いは癒えることを知るのであり、あるいは頓《とみ》に（速やかに）病いを除き、あるいは次第に病いを除くことになるのである。

「安心」（「善巧安心」ともいう）とは、修行者が道場で病気になったとき、体をリラックスして発起し、身体を正して心を安定させ、智慧を用いてあらゆる物の真のすがたを観察できるようになれば、病気になっても坐禅を行えば病気が治ることがわかるのである。この方法は優れた方法であるから、他の治療法を用いる必要はない。

さらにここには述べられていないが、善巧安心には、患者は自分と同じように病気になった人のことをも心配して、慈悲の心を起こして、その人達も早く治るように願い、努力することも含まれている。

「破法遍」は（「破法遍」とは）修行者が病むとき、病いを観じてみると、色（物の存在）によって病むのであろうか、心によって病むのであろうか。もし色によって病むのであれば、外界の山林等もみな病むはずであるし、死体も同じように病むはずであるが、死体や山林などはこれまで一度もそのような病いに悩まされることはなかったのであるから、色によって病むのではないことが知られるのである。ただ妄想によってこのような病いがあると思っているだけである。今、この病いの心を観じてみると（病気にかかったと思う心について観察すると）、みずからあるのでもなく、他によってあるのでもなく（自分自身の原因で病気にかかるのでもなく、他の原因で病気にかかるのでもなく）、このような四句（四句推検）によって把握することはできず、内にあるのでもなく、外にあるのでもなく、畢竟（究極は）、清浄（心は清浄）であり、心は虚空のようなものであるから、病んでいる心などというものは存在しないのである。『維摩経』は、「地大でなく地大を離れるのでもない。身を合するのでもない。なぜなら身の相（体の実体）は不可得である（把握することができない）からである。心と合するのでもない。なぜなら心は幻のようなものであるからである」という。病んでいる心は生ずることはなく、また、病んでいる心は生じないのでもなく、生じたり生じなかったりするのでもなく、生じたり生じなかったりしないのでもないわけであり、単・複・具足などについてみても同じである。いずれも上述した陰入界の境（我々凡人が住む現世の世の中）の、破法遍の中で説いた通りである。

「破法遍」とは、「善巧安心」による修行を一心に行っても、まだ真実を正しく把握できない人がいる。それは、真実を正しく見る眼を曇らせる迷いの心が残っているからである。この迷いの心のために病気になることが多い（心身症などがよい例）。すなわち、病気の実体をよく観察すると、物体によって病気になるのであろうか、または心によって病気になるのであろうかということが考えられる。もし物体によって病気になるのであれば、外界の山林をはじめ死体も病気になるはずであるが、このような物体は病気にならないから、物体によって病気になることはないことは明白で、ただ妄想によって病気があると思っているのである。

そして、病気の原因となる迷いの心または妄想といわれる煩悩を除去する方法を明らかにすることが、破法遍のねらいである。それでは煩悩とはいかなるものを指すのであろうか。それは見・思、塵沙、無明の三惑を指すのである。見とは、真実の道理を正しく理解せず、それに迷うことを言い、思とは貪・瞋・痴を指す。塵沙とは空に執着した考えに陥り、現実の世界の実体を正しく見ることができないことを言い、無明とは根本の煩悩を指す。

三惑を除去するには、従仮入空観、従空入仮観、中道正観（中道第一義観）の三観の方法を用いるのである。従仮入空観は物を固定したものとして見る常識的の見方を変えて、我々が見るすべてのものは、いつまでもそのままの形で存在しないで、刻々と変化する、すなわち空であることを体得する観察法である。従空入仮観はすべてのものは刻々と変化するが、一方、常に自らの固有性を持っているということを教えてくれる観察法である。中道正観は前述の二観において述べた空を重視する心と仮を重視する心を統一させる観察法を指し、これによってすべてのものは空であって空でない、しかも仮であって仮でない、ありのままの姿を正しく体得する観察法である。

三惑の煩悩と三観の関係をみると、第一の従仮入空観は見・思の惑を、つぎの従空入仮観は塵沙の惑を、第三の中道正観は無明の惑をそれぞれ除去する関係にあるのである。そして三惑と三観の関係を一心三観という。

さて、従仮入空観を用いた観察によってすべてのものは空であるということは体得できるが、この観察だけでは、現実には千差万別の個性を持った個々の存在の違いを見落とす危険性がある。したがってこれらの千差万別の個性を持った個々の存在の違いを正確に把握するには、従空入仮観によって観察することが是非とも必要である。

さて迷いのまっただなかの現世に生き、真実を見抜けなくてさまよっている者に救いの手をさしのべる者が、真の宗教的実践者すなわち菩薩であるが、菩薩の行動を正しく実行するためには、迷い、苦悩する個々の人のすがたを正しく把握しなければいけない。そのために、たんに空に入るだけでは十分でなく、差別を有する個々の人を正確に見極めなければならない。従空入仮観こそまさにこうした宗教的課題に応える観察法である。

さらに注目しなければならないことは、従仮入空観と従空入仮観の観察法は、医療面において極めて有益な治療法を考え出してくれるということである。これを、血圧を例にとって説明しよう。血圧の正常範囲は、成人では最大血圧は130mmHg未満でかつ最小血圧は85mmHg未満となっている。そして、最大血圧が140～159mmHg以上または最小血圧が90～99mmHg、グレード1を高血圧と判定し、高血圧の予防および治療の指針として広く用いられている。しかし、血圧は、年齢や性によって異なり、また、個人の血圧も始終変動するから、各人の高血圧の診断基準は必ずしも上記の基準によらず、各人の血圧の性状によつて千差万別である。これは仏教的には仮である。つぎに、上述のように血圧の値は常に変動する。これを仏教的には空という。このように、血圧の値を仮から空に観察を深めるから、これを従仮入空観という。つぎに、従空入仮観による観察法を説明しよう。さきに述べたことから明らかなように、血圧の値の本質は変動性がある。これは仏教的には空である。ついで各人の血圧の値の毎日の変動性を詳細に知り、また年齢別、性別の差異を詳細に把握することは、高血圧の予防および治療を行う上に極めて重要なことである。これは仏教的には仮である。このように従仮入空観とは反対に空から仮に観察を深める従空入仮観の方法は、医療面においては非常に有効な考察方法であるということができる。

さらに自分の病気についても二つの観察方法を正しく修すれば、自ずから病気を克服することができるのである。

「識通塞」は（「識通塞」とは）、病い（病気の実体）を観じ、句々に（症状に応じて）四諦（苦諦、集諦、滅諦、道諦、の四つの真理）・十二因縁（苦悩が起きる原因となる無明、行、識、名色、六入、触、受、愛、取、有、生、老死の十二の段階）・六度（すべての人を救おうという誓いをたてて実践する布施、持戒、忍耐、精進、禅定、智慧の六つの行為）を知り、病いの観智を観じ（病気を正しく判断する心を観察し）、句々に四諦・十二因縁・六度を知り、明らかに知って疑ったり迷ったりすることがなく、教えの是・非を明らかにして、その得・失を知るのである。これも上述した通りである。

「道品調適」は（「道品調適」とは）、病いが四大であると観ずるなら、病いは不浄であり、病いは四大を離れていると観ずるなら、病いは浄であり、病いは四大でも四大を離れているのでもないと観ずるなら、病いは浄でも不浄でもないのである。有の真は有でもなく真でもなく、空の仮は空でもなく仮でもなく、枯の栄は枯でもなく栄でもないのである。この意味は身念処（一心三観のこと）と別なものではない。このように病いの受は苦でも楽でもなく、病いの想や行は我でも無我でもなく、病いの心は常でも無常でもないのであり、これも上述した通りである。三十七道品が病いに臥している枕と席の間ですべて成就し（患者は三十七種類の修行方法によって、病気の本質を正しく悟ることができ）、病いの苦は苦でないと知って清涼な池（悟り境地）に入ることになるのである。

「助道」は（「助道」とは）正観（「観不思議境」から「道品調適」までの六つの修行方法）を修してもまだ癒えることがない人は、前述した六種の修行（布施、持戒、忍耐、精進、禅定、知慧の六つの行為――これを助道という）を借りて治すのであり、正道と助道（前述の六種の修行）を合わせて行ずれば道に入る（うまく修行する）ことができるのであり、身の疾病が消除しないということはないのである。

「識通塞」とは、患者は病気の実体をよく観察して迷いの心を消滅するべく、破法遍を用いて一心に努力しても、真理を正しく把握できず病気が治らない場合がある。このときは修行が進まず停滞するにいたった理由を謙虚に反省することが必要である。そしてその理由はいうまでもなく煩悩の存在である。そしてこの煩悩の種類は幾種類もあるから、それに従って四諦・十二因縁・六波羅蜜などの方法を適材適所に用いるのである。

「道品調適」とは、「破法遍」および「識通塞」によって病気の本質を体得することができない者は、三十七道品（四念処、四正勤、四如意足、五根、五足、七覚支、八正道の修行）の修行を行って、真の悟りを得て病気の本質を体得することができることをいう。

「助道」（「対治助道」ともいう）とは、患者が今までの修行過程において、さきに述べたような厳しい努力を積み重ねても、まだ悟ることができないで病気が治らないのは、その人の能力が劣っているからである。したがって、その人に本格的な修行を行わせても無駄である。このような人には比較的やさしい本格的な修行を行いやすいように助ける修行、すなわち助道を行わせ、これによって本格的な修行を行いやすくし、これによって悟りを得、病気を治すことをいう。助道によく用いられるものに、六波羅蜜がある。それは物を惜しむ心が生じたときは布施の心を持ち、破戒に対しては持戒の態度を保ち、怒りの心が生ずるときは忍耐を保ち、怠け心が起きたときは精進の態度を示し、心の乱れが起きたときは禅定を行い、愚痴の心が起きたときは清らかな心を持って、それぞれ対処する修行法である。

このように観ずるとき、病いの牀と枕に滞っていても深く次位を知り（病床に寝ていても、自分の現在の修行の進行具合を正しく見極め）、自分が病いを観じている道理（過程）が明らかになるのである。それはちょうど瑠璃珠が深い水底にあるようなものであり、自分の観智（自分の得た宗教的体験）はただの観念にすぎず、病いの原因はまだ除かれておらず、このような病いの現実が存するのである。相似のさとりの位（正しい悟りに似ている態度）は、病いの原因が少し軽くなり、道心（修行する心）が大変に熟している（熱心でしっかりしている）が病いの現実（病気の実体）は依然として重く、さまざまの災いを免れることはできないのである。もしも無生法忍（いずれにもとらわれない清らかな悟り）に入れば、病いの原因は尽くされるが、それでもまだ少しく現実の病いが残っているのである。自分は今、その位にいたっていないのに、慢心を起こし、自分の病いの行（病気を治すための修行）はあの上人のそれと均しいものであるというようなことをいってはならないのである。

「安忍」は（「安忍」とは）、ただ正行と助行に勤めて、内・外の障縁（不節制の誘惑）に阻まれて中止することがないようにするのである。もし正・助の行を保留するようなことがあれば、病いになり道を廃する（修行を止める）ことになるので、よくを心を落ち着けて、病いにあって動ずることがなく退することがないようにして、止観の行を成就させるのである。

たとえ病いが減損する（病が治る）ことになって、観行（修行した成果）が明らかに清浄になっても、それに執着したり、愛着したりするようなことがあってはならない。

このように十法を成就して直に法の流に入る（そのまま真実の境地に入る）ことが、病患の境において大乗の観（観察）を修して無生忍（いずれにもとらわれない空の悟り、無生法認に同じ）を得、真実の大車（心の広い心境）を得ることである。これも前述したように知ることができよう。

「このように観ずるとき、病いの牀と枕に滞っていても深く次位を知り……自分の病いの行はあの上人のそれと均しいものであるということをいってはならないのである」の章は「知次位」といわれるものである。この章は、いままで述べてきた修行を正しく観察して、自分の行ってきた修行の進行具合がどの程度であるかを正しく見極め、悪かったところがあれば反省することを「知次位」（次位を知る）というのである。これによって自分がかかっている病気の様子も明らかになるのである。すなわちいままで修行して得られた成果をみると、真実にはほど遠い観念にすぎず、病気の原因もまだ除かれない。修行が進んで真実がある程度理解できてくると、病気の原因もある程度除かれるが、病気そのものはまだ治らない。修行がさらに進んで、真実とは一切のものは固有の性質がなく、生滅し変化するものを越えたもの、すなわち無生法忍であることを体得すれば、病気の原因は全く除かれるが、病気は完全には治らない。まだ症状は少し残っているのである。このように宗教的反省をすることを知次位という。したがって修行により真の悟りでないが、それに近いものを体得できたときに、もう自分は真の悟りを体得したから、病気も完全に治ると慢心を起こしてはいけない、と戒めている。

さらに本文では述べていないが、「知次位」には、自分はもとより、他のすべてのものが、悟りに達する道からはずれないように深い配慮を行って、病気が治るように導く態度が重要視されている。

「安忍」(「能安忍」ともいう)とは、患者が止観の行を一心に行ってあらゆる不節制の誘惑を拒んで、心を落ち着けて節制し、身心の健康と病気の回復を計る修行をいう。

病気が治ってきて、止観の最終目的である空の境地が体得できても、それに執着すると煩悩を誘発して挫折へとひきずりこまれる。だからこそ、よく忍んで修行を行わなければいけないと警告しているのである。

いよいよ最後の「無法愛」の章にきた。すなわち「このように十法を成就して……これも前述したように知ることができよう」がこの章である。ここでは誰でも、いままで述べた九種の実践的態度を堅く守り、それぞれ求められる目標を忠実に遵守し、実践していけば、完全な悟りを得、病気も完全に治ると説いているのである。「無法愛」とは法愛を除去することを意味し、法愛とは「かすかなとらわれの心」を意味しているのである。

以上で十乗観法の解説が終わった。筆者がこれを読んでもっとも強く感じたことは、智顗は修行をしているときに起こる病気の原因として煩悩をもっとも重視していたということである。そして煩悩について徹底的に考察を加えたということである。したがってこれを完全に消滅するためにの考えだされた方法が十乗観法なのである。そしてこれによって真の悟りの境地に到達すれば、同時に病気も全快すると信じたのである。

すなわちまず「観不思議境」の観察方法を説いた。それは我々の人生は病気も含めて、刻々と変化するものであり、固定していない。したがってこれを素直に正しく受入れて観察できれば、清浄な仏の世界に到達でき、病気が治ると説いた。この観察方法で病気が治らないときは「巧安止観」によって、体をリラックスして身体を正しく保ち、心を安定させ、清い心で病気を観察できるようになれば、病気は直に治るという。この方法でも病気が治らないときは、一心三観による「破法遍」の方法を説き、これでも治らないときは、四諦・十二因縁などのケースバイケースによる「識通塞」の方法を説き、さらに治らないときは、三十七道品による「道品調達」の方法を説くのである。これでも病気が治らないのは、知能能力が正常な人より劣っているためで、このような人には、例えば易しい六波羅蜜による「助道」の方法を、今まで行ってきた正道の修行に加えることを説くのである。かくして、修行の結果で得た悟りの境地がどの程度まで到達したか、正しく観察し、病気の状態も正しく判断することを「知次位」というのである。「安忍」とはあらゆる不節制な誘惑を拒んで心を落ち着けて節制し、身心の健康と病気の治癒を計る修行をいう。さいごの「無法愛」とは、まだ残っているかすかなとらわれの心を排除して全く清浄な悟りの境地に到達し、病気も完全に治ることをいう。

つぎに注目しなければならないのは、「起慈悲心」の章に説かれている看護の心得である。この章は十乗観法の中では他の章と異なり、看護の心得が説かれている。そして(一)空観による方法、(二)仮の観による方法、(三)中道観による方法の三種類について述べている。さきに「起慈悲心」の章(一〇一～五頁)において、看護の心得を解説したが、さらに視点をかえてよりわかりやすく述べたいと思う。

まず(一)空観による方法とは、体の健康状態は良いときもあり、悪いときもあって常に変動するから、病気にかかったと思ってもそれがほんとうの病気かどうかわからない、だから気にしないで素直に病気を受入れて静かな気持ちで療養するように、看護人は仮に子供と同じ病気にかかった親が子供に説明するように、患者に上手に説くことをさし、(二)仮の観による方法とは、患者の病気はほんとうの病気ではなく、煩悩を持っているからそれにわざわいされて、病気にかかったような状態になっているのであると考え、早く煩悩を取り去って清い心で療養するように、看護人は仮に子供と同じ病気にかかった親が子供に説明するように、患者に上手に説くことをさし、(三)中道観による方法とは、煩悩の根元を取り去り、清い心で病気の本体を観察し、素直に病気を受入れ、悟りの世界を体得すれば、それによって病気も治るということを、看護人は仮に子供と同じ病気にかかった親が子供に説明するように、患者に上手に説くことをさすのである。

さて現在、治療者の診療および看護のあり方について、社会的に論議されていることは周知の事実である。そのいわんとするところは、治療者が患者を治療し看護する場合は、治療者自身が患者になった気持ちになって診療をし看護をして欲しいということであると思われる。してみるとここで説いている「起慈悲心」、さらに『維摩経』に説かれている内容は、まさに現在、治療者に求められている診療および看護の心得を十分に説いたものであることがわかる。しかもこれが紀元前後および七世紀の仏教経典に見られるということは、治療および看護がこの時代にいかに重要視されていたかを示している。

なおここで説いている、空観、仮の観、中道観は智顗の代表的の思想で、大乗仏教の根本思想である「空」の思想を独自に発展させたものである。そして三諦円融の説ともいわれている。これはつぎに述べる「波法遍」の従仮入空観、従空入仮観、中道正観の思想と密接な関連がある。

ついで病気との関係で是非見逃してならないのは「破法遍」の章である。この章は先に述べたが、病気を診断し治療するのに有用な考え方を適切に示唆しているので、先に述べた解説よりさらにわかり易く述べたい。まず従仮入空観について感冒を例にとって説明しよう。感冒の症状には、発熱、咳、痰、咽頭痛、頭痛、肩凝りなどのさまざまなものがある。しかしこれらの症状は感冒では必ず出現するとは限らない。また同一人が感冒にかかると同じ症状がいつも出るとは限らない。このように感冒の症状には多くの種類があり、現れ方にもばらつきがみられることを、正しく観察して認識することを、仏教的には仮という。このように症状は、変動を示し、種類も多く、固定していないが、症状そのものは存在する。これを認識することを、仏教的には空という。すなわち仮から空の認識に入るから従仮入空観である。従空入仮観とは感冒にかかると症状が現れるということを認識することを、仏教的には空と言い、その症状には、いろいろな種類があり、出現する時期も異なることを認識することを、仏教的には仮という。すなわち症状が現れるという空から仮の認識に入るから従空入仮観である。

このように従仮入空観と従空入仮観とを比較すると、病気を診断するのに、前者は症状から病気の本体を明らかにする方法で、後者は本体を明らかにした後にどのような症状が現れるかを検討する方法であることがわかり、診断学の面からみて極めて有用な考えかたであるといえる。

中道正観とは、空の方にのみ、または仮の方にのみに観察がかたよらないで、バランスのとれた観察による修行を行い、正しい悟りを得ることをいう。これは患者の療養の心得として大いに参考とするべき教えである。

第四章

日本の仏教の教え

日本の仏教といえば誰もがすぐに思いだすのは、葬式仏教である。しかし葬式仏教と国民からいろいろと批判されているにかかわらず、多くの人は仏教の形式で葬式を行ってっている現実をどのように考えたらよいかということは、筆者の長年の疑問であった。これについて、梅原猛氏は日本の宗教の起源を縄文時代の宗教におき、この宗教の世界観について、つぎの注目すべき二点をあげている。

第一点は、アイヌの人はすべて生物は平等であり、同じ生命を持っている。したがって熊も人間も、同じ生命で、同じ魂を持っていると考えた。そして熊は人間に美味しい土産（肉）を持ってこの世に現れるのであると考えた。したがって子熊が大きくなって、ちょうど肉がおいしくなった頃に、その熊を殺して食用にし、その後に魂をあの世に送るのである。この時は美味しい肉を食べることができたお礼をかねて立派な祭壇をつくり、鮭や鮭や団子などを供えて、丁寧に天に帰す儀式すなわち葬式を行い、さらにたくさんの熊が天からこの世に帰ってくることを願うのである。アイヌの人たちは熊ばかりでなく、すべての人間も動物も植物も道具までも死ぬと、その魂はすべて天にもどり、またこ

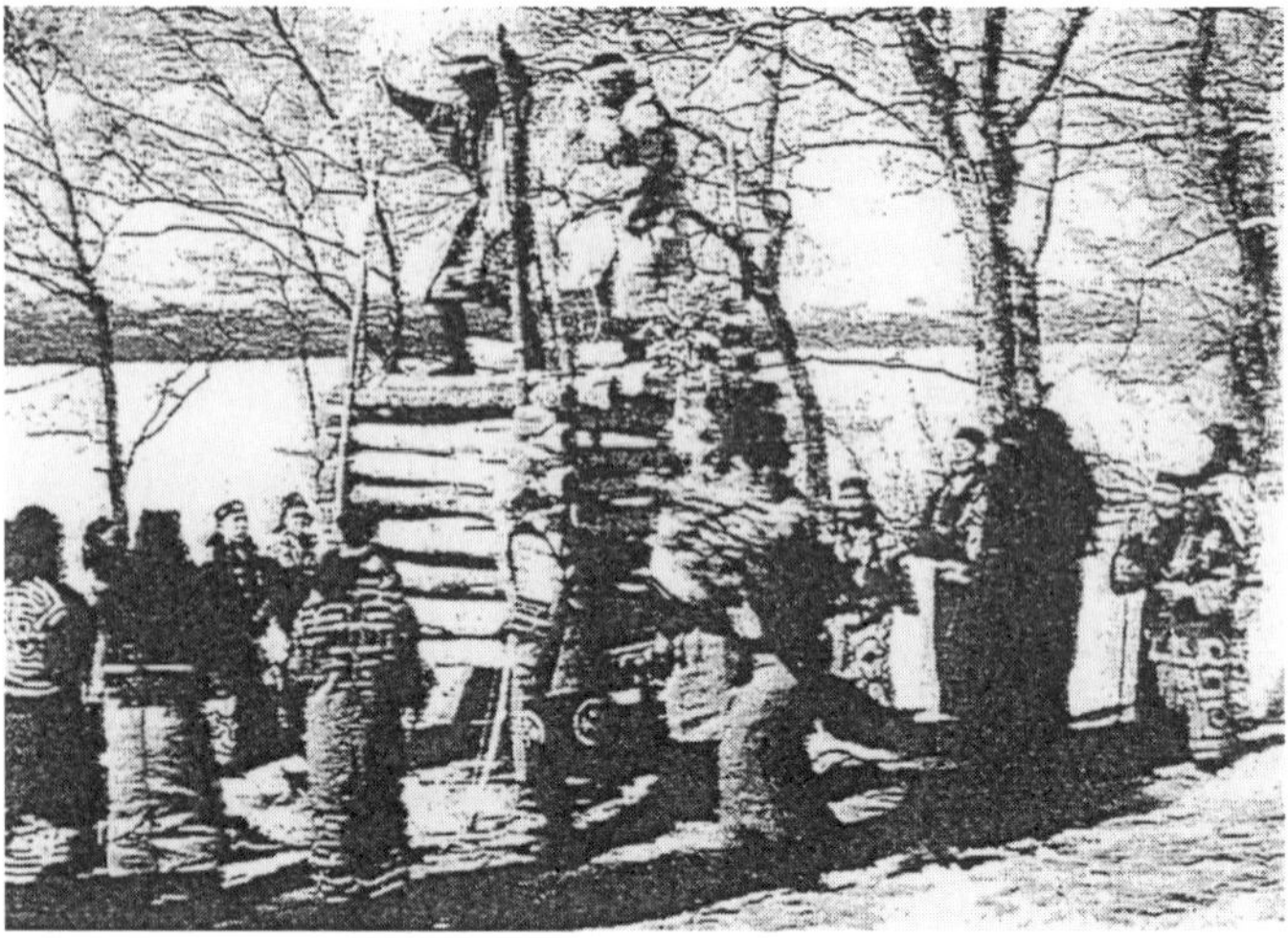

写真10　熊送り（北海道コタン）

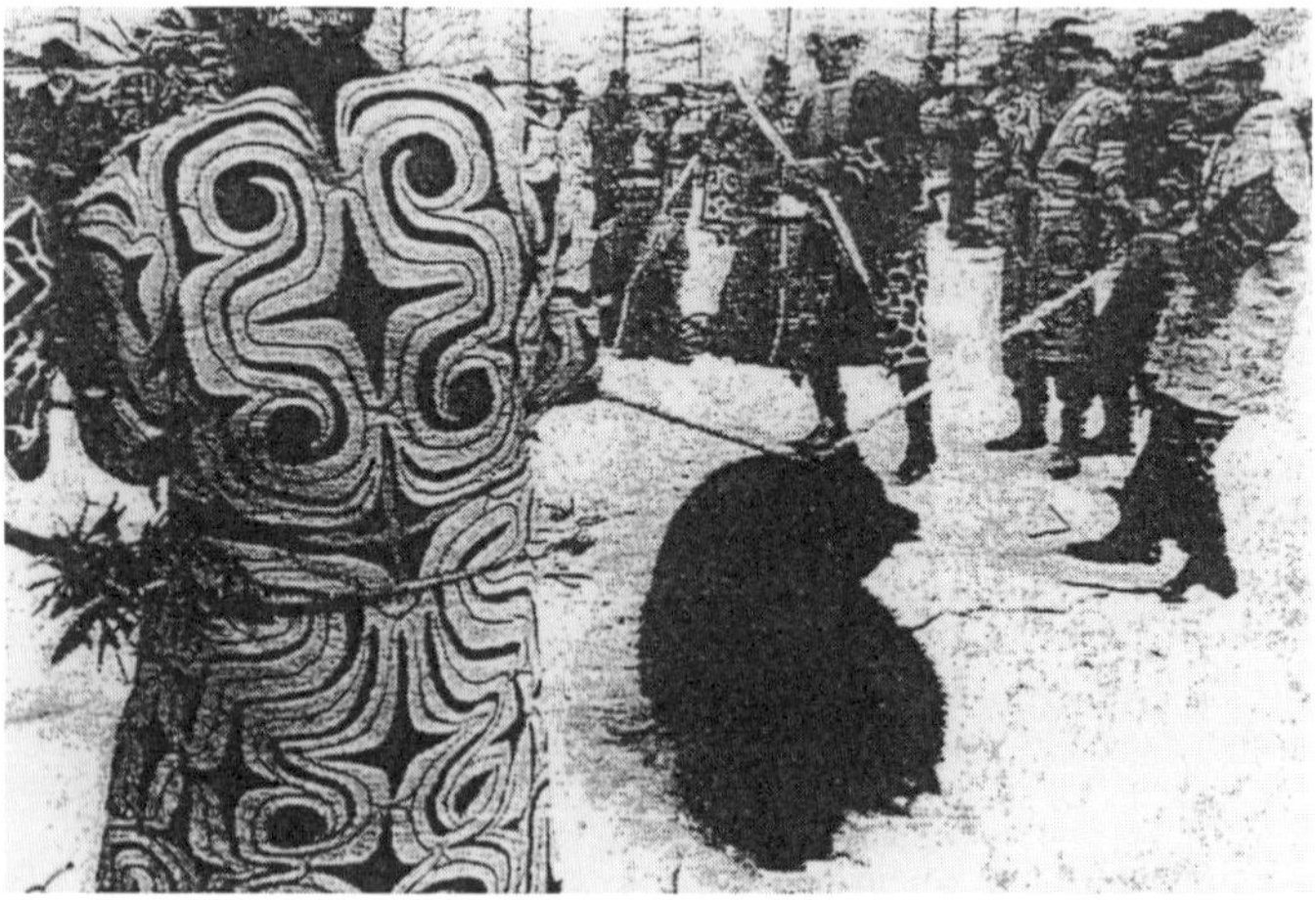

写真11　熊送り（北海道二風谷）

の世に帰ってくると考えた。

そしてアイヌの人たちは特に木を重視した。木の緑を熊の肉と同様に人間に土産と考え、一本伐るたびに祈りを捧げた。かくして縄文時代においては、木の生命は、すべての生命の中心であると考えた。

第二点は、すべての生物は死んでも必ず再生すると考えた。すべての生物は死ぬと魂が肉体からはなれてあの世へ行くのである。したがって死体は道路などに捨てられていた。死体は魂の抜け殻にすぎないと考えられたのである。かくして、この時代の人々は魂をきちんとあの世に送り、またこの世に再生できるようにする祖先崇拝および死者供養を立派に行うことが重要な行事であった。

このような歴史的な経過を念頭において、日本の仏教を概観しよう。

日本に初めて仏教が移入されたのは、紀元五三八年である。この仏教が日本に定着するようになったのは、聖徳太子の並々ならぬ努力の賜ものによるのである。太子は律令制度の基礎を作ったが、その思想の根底に仏教の教えをおいたのである。このようなわけで、太子は日本ではじめて仏教式に亡父の供養をされた。これがお盆のはじまりである。

それでは、太子の仏教の思想の中心は何であったか。太子は『法華経』を仏教の中でももっとも優れたお経であると考えた。それは『法華経』には一乗思想があるからである。仏教が大乗仏教の時代になると、ブッダの説いた仏教（いわゆる小乗仏教）のみを信仰して大乗仏教を信仰しない者が現れた。

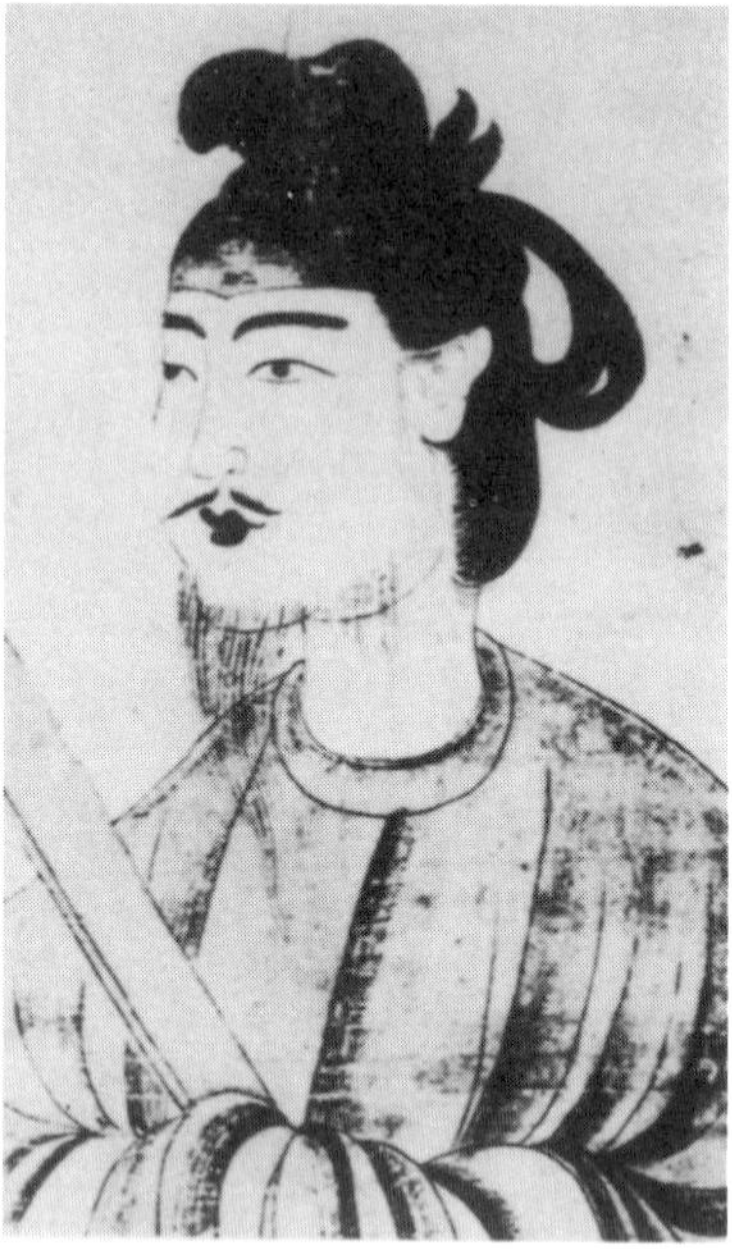
写真12　聖徳太子像

一乗思想とは大乗仏教を信仰する者に対してはいうまでもなく、ブッダの説いた教えのみを信仰する者に対しても、悟りが得られるように救おうという思想である。したがって、この思想の根底には平等と統一の思想が強く流れている。

聖徳太子の説いたもう一つの重要な仏教思想に如来蔵思想がある。それは、太子の著作といわれている『勝鬘経《しょうまんきょう》』の註釈書である『勝鬘経義疏』において、一乗の思想の裏側には如来蔵思想がある。そしてこの思想は一つの逆説であると太子はいっている。なぜかというと、如来蔵とは煩悩の真中に仏がいるという思想であるからである。これは、救いを煩悩が満ちている現実の外でなく、現実の内に求める思想をさすのである。煩悩と仏は相反しているが、実は近い関係にあるということは逆説であるため、証明することはできない。ただ信ずるしかない。このように煩悩の中に仏がかくれていることを信ずるのが、大乗仏教であると太子は説いている。

太子の生涯をみると、実際にこれを実行していたことがわかる。太子の伝記によると、太子には妃が三人いたが、妃同士がやきもちをやかないように、斑鳩に中宮寺、法起寺、法輪寺を建て三人の妃にそれぞれ住まわせたという。

筆者は、太子の説かれた如来蔵思想は、日本人の実社会の生活に適合するように実に上手に説かれた思想であると思う。そして太子のような境遇であったからこそ、このような大胆な思想を説くことができたのである。かくして後代、親鸞は京都の六角堂において参籠しているときに、太子の夢のお告げを受けそれを踏まえて、僧侶は妻帯してもよいという考えを主張し、実際に恵信尼と結婚して仏教界の革命を起こしたのである。

その後、仏教は奈良に南都六宗といわれる宗派ができて栄えたが、一方腐敗が起こり、仏教の堕落が始まった。この仏教の堕落を革新するべく、強い決意をもって仏教の革新を行ったのが最澄である。

最澄の考え方は、人間はいうにおよばすべての物に仏姓（仏になる素質）があるから、一生懸命に修行したならば、必ず仏になれる、ただし今生きている間に仏になることはむずかしい。しかし何度も生まれ変わっているあいだに仏になれるというのである。

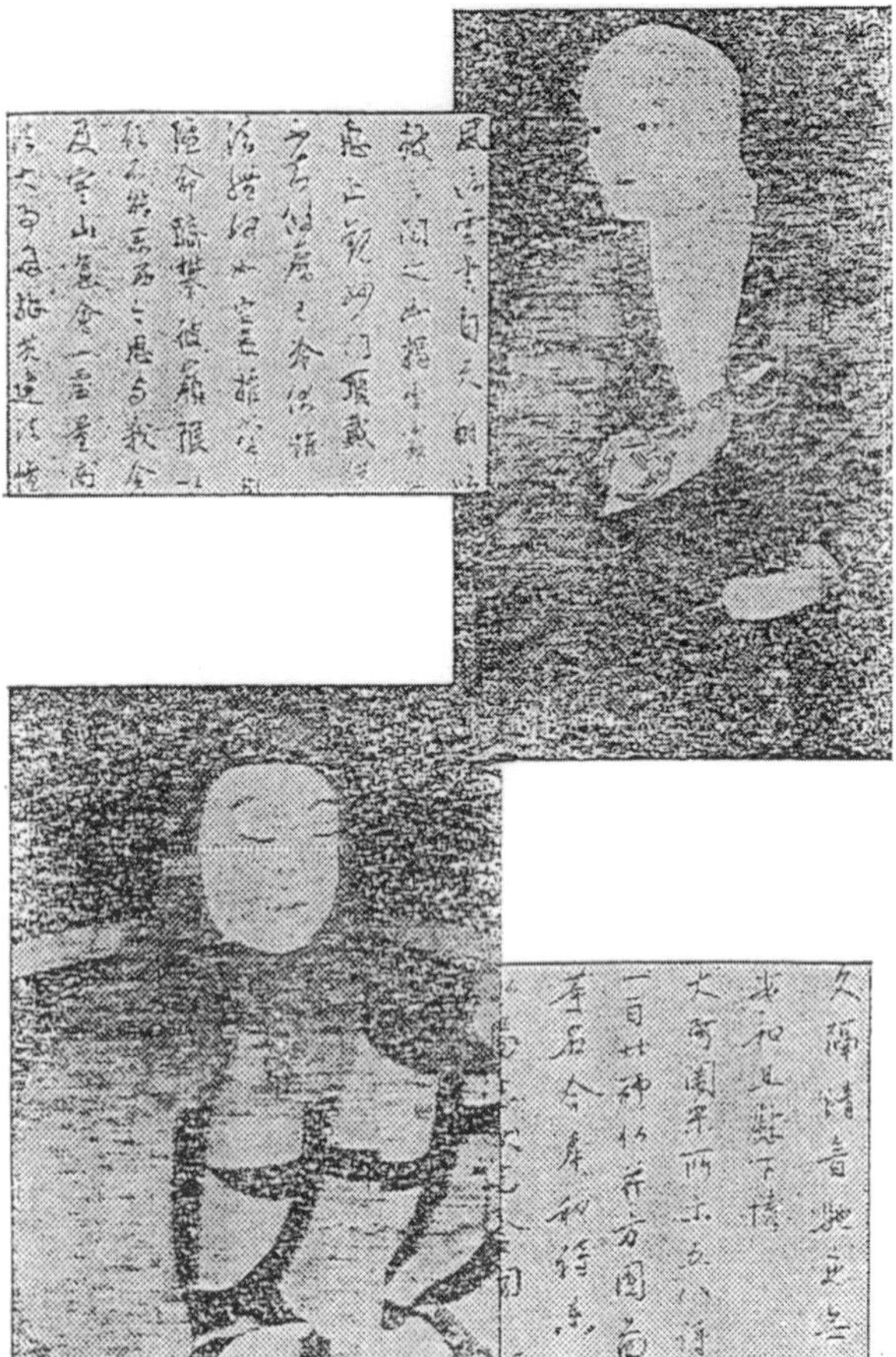

写真13　空海(上)と最澄(下)の肖像と筆跡――対照的な両者

上：(右) 聡持寺蔵　(左) 最澄宛書簡(東寺蔵「風信帖」)

下：(右) 奈良国立博物館蔵「久隔帖」(左)一乗寺蔵

最澄と並んで新しい日本仏教を開いた人は空海である。彼は真言密教を開いた。そして真言密教の御本尊は大日如来であり、大日如来は太陽の神格化したものである。したがって大日如来は自然の根元であるから、人間の中にも、自然全体の中にも存在する。すなわち、真言密教は汎宇宙的な仏教ともいえる。かくして修行を積めば現実に生きている生身のままで仏になれると説いた。

このように、最澄・空海の思想の間にはきわだった差異がみられるが、よく考えてみると、山川草木悉皆成仏という点については一致していることがわかる。そしてこの思想を中心として特色ある平安時代の仏教に発展したのである。

さらに鎌倉時代になると一層大きな仏教改革を迎えることになる。平安時代の末期になると古代の律令体制はくずれ、社会の秩序は乱れ、民衆はどのように暮らしたら簡単に救われるかということを真剣に考えていた。これに答えてまず現れたのが法然である。

法然は天台宗の僧侶である源信が著わした『往生要集』に死んでからいく浄土はいかに美しいかを述べ、念仏によってこの浄土に往生できることが説かれていることに注目した。ここに説かれている念仏は、仏を念ずる、すなわち仏を想像するという意味であるが、彼はこの念仏の意味を、口でナムアミダブツと唱えることであると変えてしまった。そして死ぬ前に一〇回ナミアミダブツと唱えれば、誰でも極楽に往生できると説いた。

この教えは当時の民衆にとってはどんなにか喜ばしい教えであったか想像を絶するものがあった。

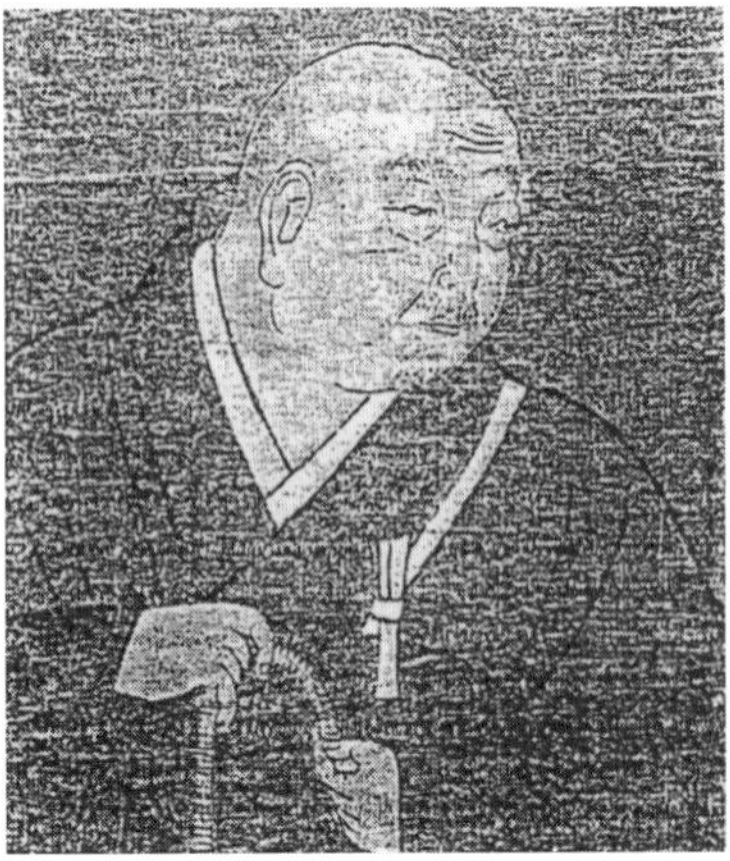

写真14　法然上人像

これによって彼は民衆の尊敬の的となったが、同時に旧仏教派の憎しみの的にもなった。

親鸞は、「よきひと（法然上人）のおほせをかふりて信ずるほかに、別の子細」はないのであり、「上人拝面の時、かくの如くこれを学び、これを習ったからなのである」。言いたいことは、親鸞の念仏に対する信は、よき師法然に対する信であり、それは仏教という枠に限定されない、それを越えた人間的なつなが

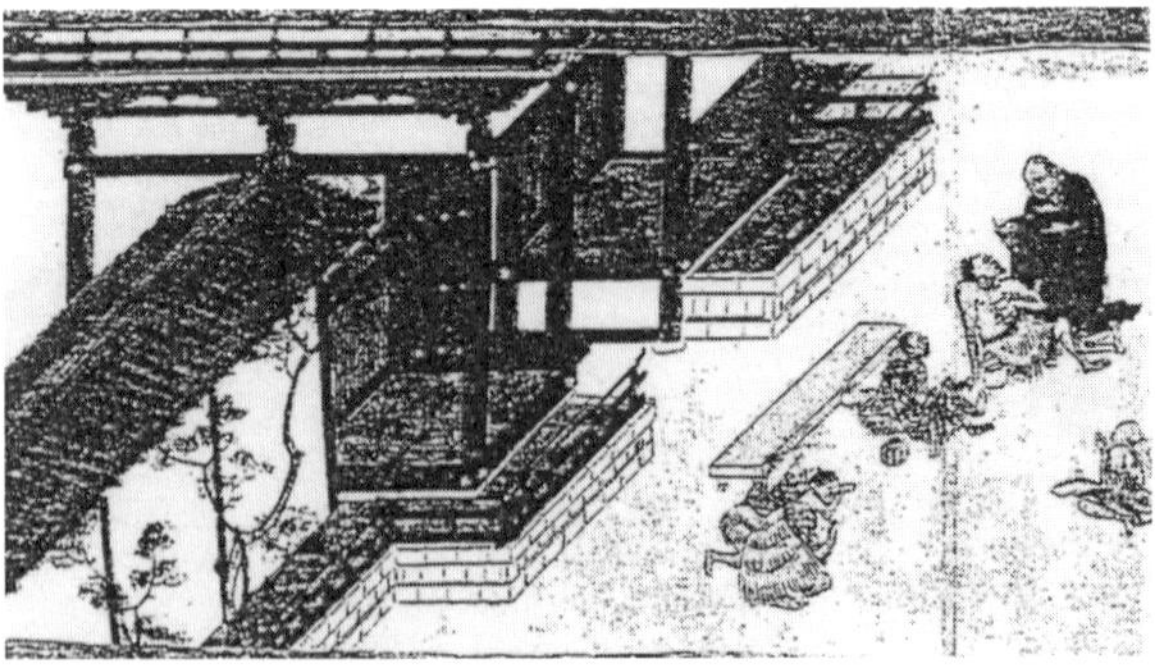

写真15　法然上人による四天王寺西門の乞食救済

りにおいて生じた念仏を唱えた。かくて法然と親鸞によって極楽往生の門が大いに広がった。さらに親鸞は還相《かんそう》廻向《えこう》ということを強く主張した。これは死んで極楽に行ってから、また生まれ変わってこの世に帰ってくるという考えかたをさすのである。自分は親兄弟のためには念仏は一回も唱えない、まず自分が極楽へ行って仏になってから生まれ変わり、親兄弟を救うという思想である。

つぎに道元の禅について述べよう。法然も親鸞も仏になる、すなわち悟りを得るのは死んであの世に行った後であると説いたが、道元は坐禅によってブッダと一体になることができ、同時に山川草木もすべて仏として受け入れることができると説いた。しかし、坐禅によってそのような境地に到達す

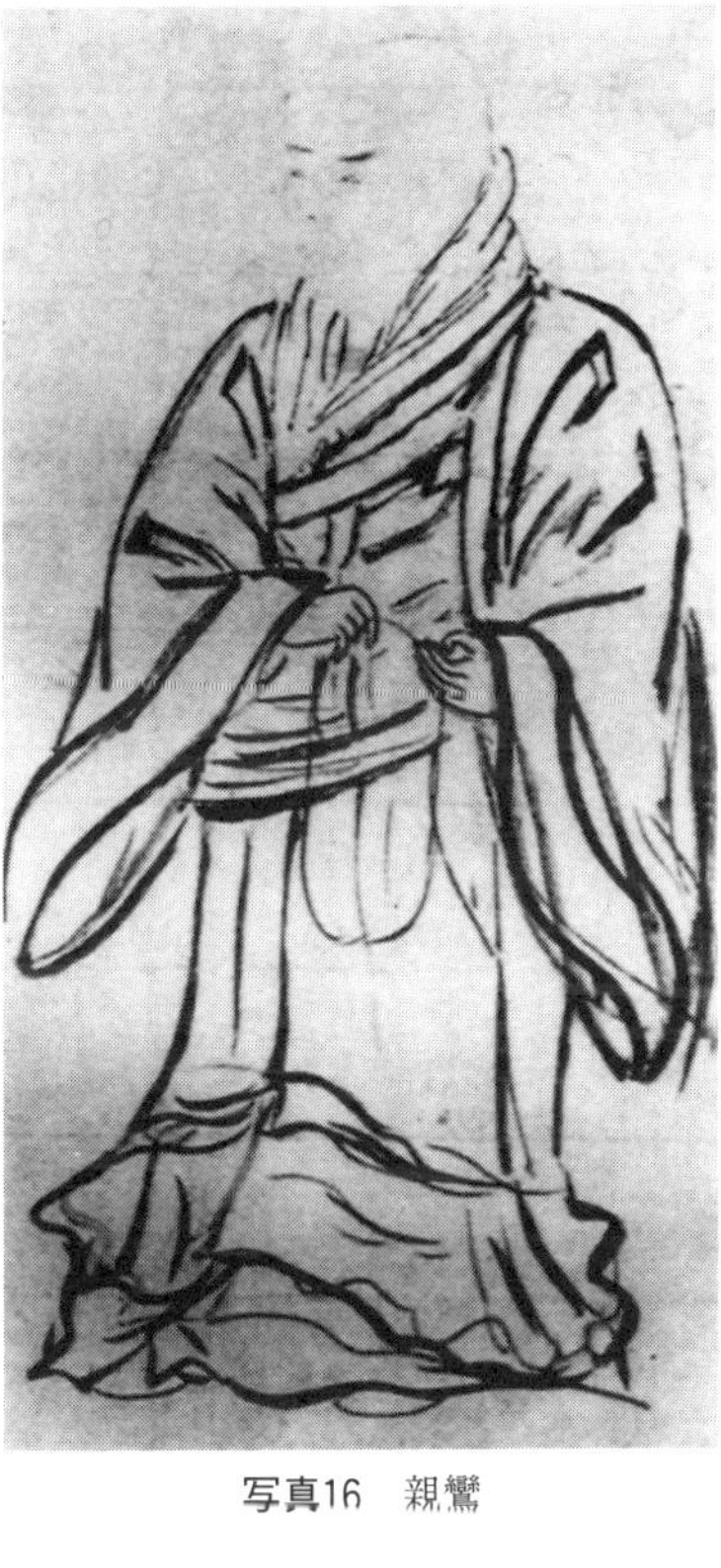

写真16　親鸞

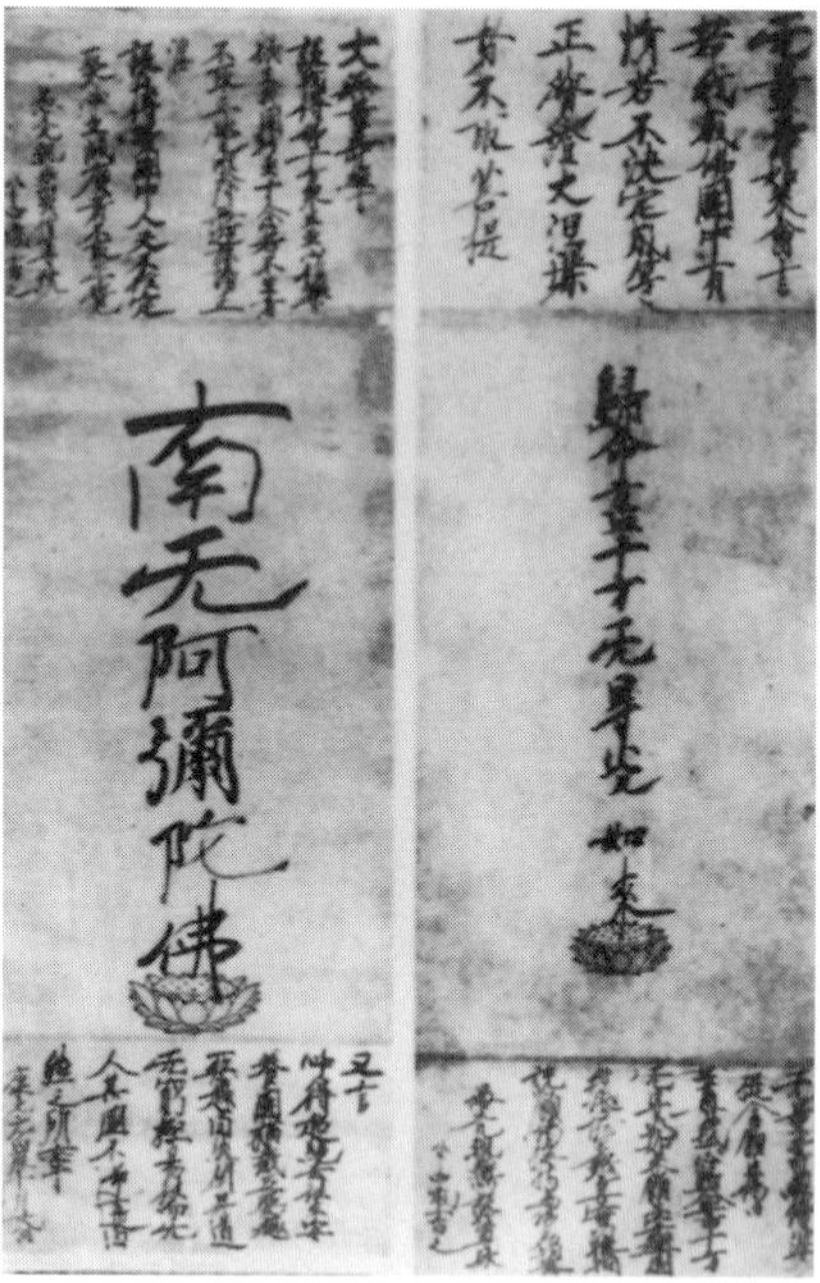

写真17　親鸞書
（右：専修寺　左：西本願寺）

ることは、極めて困難である。そこでもっとやさしい方法でこの世で現実に悟る方法を民衆が強く望んでいた。

これにこたえて現れたのが日蓮である。彼は南無阿弥陀仏と唱えれば極楽に行けるという法然の方法にヒントを得て、『法華経』を崇拝することを簡単に表現する方法として南無妙法蓮華経と唱える言葉を考え出した。これによって『法華経』を全部読んだのと同様な功徳《くどく》があると考えたのである。

以上、日本に仏教が移入されてから今日にいたるまでの経過を述べた。さて、現在の日本人の仏教に対する関心度をみると、かなり低いといわれている。すなわち物質文明は想像以上に発展し、生活は一層快楽的になった。かくして表面的にみると、仏教に関心が低いようにみえる。しかし筆者はそのように思わない。ほんとうは心のなかでは、怖い死をどのように考え、どのように対応してよいかわからず、どうしたらよいだろうと思いながら生活しているのが実態ではなかろうか。しかし日本人の性格としてそれを友人などに打ち明けにくいので、その反動として現実の生活がますます享楽的になっていくと考えられる。また我々日本人のなかには、無宗教であるということはそれだけインテリであると誤解している人もいる。これは本居宣長や福沢諭吉が仏教の無必要論を唱えたのでこの人達の思想に影響されたのである。

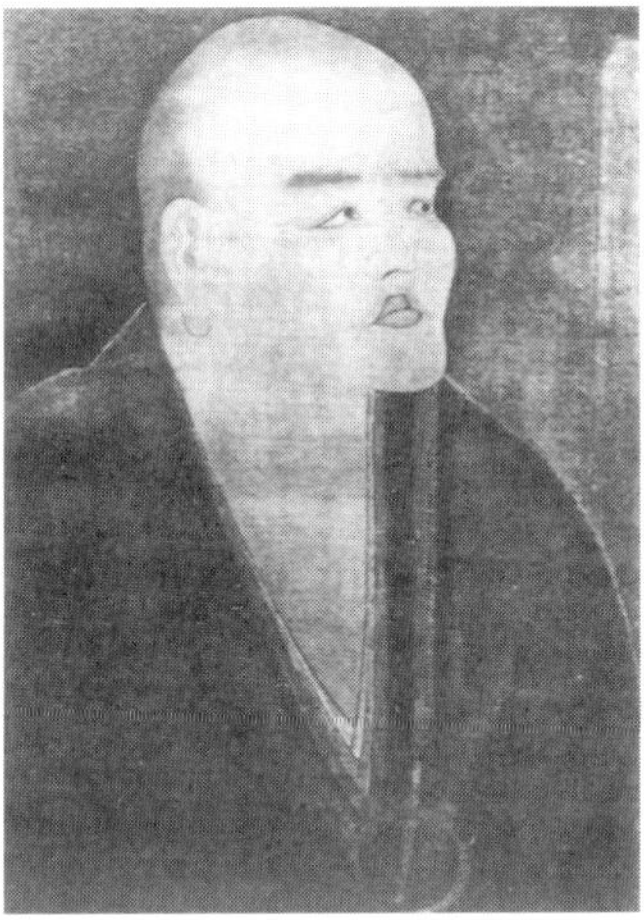

写真18　道元

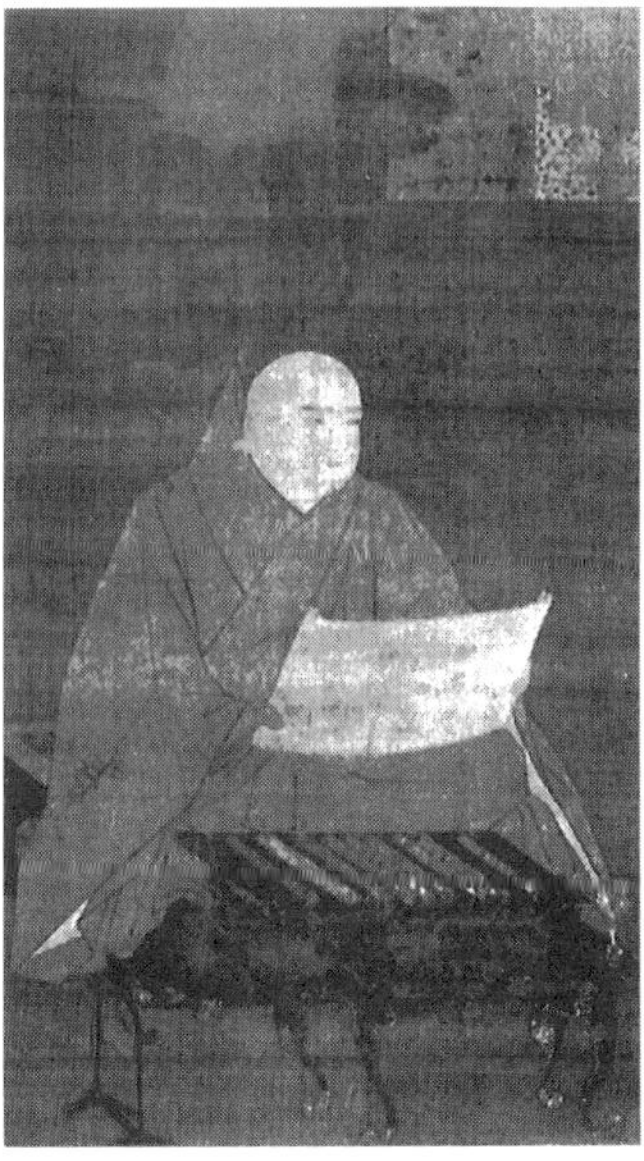

写真19　日蓮

もともと仏教は、人間の死後のことを考えない宗教である。したがって、仏教が日本に移入されると、日本古来から行われていた、死者をあの世に送る、祖先崇拝・死者供養の行事が一時行われなくなったが、仏教が日本に定着するためには、祖先崇拝、死者供養を中心とした信仰の宗教としなければならなかったのである。かくして生まれたのが鎌倉時代に起こった新仏教である。

このように日本の仏教の変遷を歴史的にみると、祖先崇拝・死者供養の行事は、日本人の古代からの宗教の習俗であることがわかる。このことを我々はしっかりと認識して、葬式仏教をよく見直さなければいけない。

そしてこの人間をはじめとするすべての生物は平等であり、同じ魂を持っており、死んでも必ず再生するという二つの思想は、実にわが国の大乗仏教における二大思想である。

この世界観にたてば、天地自然や動物・植物の命を尊重してこれらと調和して生きていく共生の精神が自から生まれてくる。これこそ大乗仏教が唱える慈悲の精神の現れであるということができる。現在の世界に生きている我々に切望されているものは、この二つの精神をしっかりと持ち、これに基づいて行動をするということである。

第五章

日本人の信仰心

1　日本人の多神教

現在の宗教学の常識によると、宗教の最高の発展段階では超越神や人格神の一神教となり、他の多神教はこの一神教への発展途上にある宗教にすぎないと考えられている。すなわち、多神教とは、自然神・動物神・植物神を崇拝する野蛮な迷信的な宗教であるというのである。

そこで、日本の宗教についてみると、仏教では釈迦如来をはじめとして薬師如来・阿弥陀如来・大日如来・観音菩薩・地蔵菩薩・不動明王・毘沙門天などの仏が、非常に崇拝されている。神道についてみると、日本人は古来より人間より力の強いものを神として崇拝し、その力を自分に害を与えるものから、自分に利益を与えるものに変化させようとする考えが根底にあった。かくして、山の神・川の神・風の神・雷の神などの自然神から蛇や熊や狼などの動物神、あるいは樹木神などが出現した。このようみると日本の仏教や神道は多神教であることがわかる。

インドのヒンズー教も多神教である。ヴィシュヌの神は、第四の化身まで動物神の形をとる。第一は魚、第二は亀、第三は野猪、第四は人獅子である。またシヴァの神は多くは男根の形で表現される。その他、太陽の神・月の神・川の神・木の神・火の神・雷の神などが崇拝されている。

また完全な仏教国であるタイ国では、サンプラプームという小さな祠堂がいたるところにあり、祖先の霊として、また土地の神として、田舎では稲の神として拝まれている。これはタイ族は古くから、土地や家畜、森林を守る守護神であるピーとよぶ精霊を信じており、この神がサンプラプームの中に住んでいるのであるといわれている。

さらにカトリックの総本山ローマでは、キリスト教とは無縁の小さな祠がいたるところの路傍に鎮座しているのをみかけることができる。これはキリスト教が布教される以前から、信仰されている祠であるという。

このように各国の信仰の状態を歴史的にみると、一神教でない国がかなり存在することがわかる。この信仰の実体から、梅原猛氏は一神教の優越思想を次のように強く批判している。

一神教の優越思想は、キリスト教をもっとも発展した文明的な宗教とし、他の宗教はまだそこにいたらず、未発達なものであるという考えかたである。ヘーゲルがいかなる社会も発展すれば、ヨーロッパの市民社会のようになると考えたように、一九世紀の宗教学者は、どのような宗教も発展すればキリスト教と同じ型の宗教になると考えた。この一九世紀の宗教学者の間違った考えがまだ今世紀に残っているのであるという。

旧石器時代・縄文時代に、自然をはじめ動物や植物を崇拝した多神教の思想こそ、人類の宗教思想であった。自然の中に霊的な力を認め、それを神として崇拝し、この世とあの世との間を絶え間なく霊が循環することを信ずる思想が、人類の共通の思想であった。ところが人類は弥生時代になると、農耕牧畜文化を発明したので、農耕牧畜が盛んとなり、自然が大いに開発されるようになった。このために山や川や森などに存在する自然神・動物神・植物神などが追い払われ、開発された自然の上に都市文明の建設が行われるようになった。そしてすべての自然現象を越えた超越神と、人間の神格化である人格神が創造されたのである。

かくして、超越神や人格神の力をかりて、自然は人間に完全に征服された。この人間の自然征服を大いに助けたのは、近代ヨーロッパ哲学であり科学技術である。今日、人間による自然征服の結果がどうなったであろうか。人間のとどまるところのない自然征服の意志は自然の死を招き、人間そのものを滅ぼす危険にさらすのではないかという不安が現実のものになりつつあるのである。

自然が人間に征服された現在、これからの科学は、自然と融和し、さらに自然への畏敬の念を持った新しい方向に変わることが要請されている。したがって宗教についても、その思想を根本的に考え直す必要のあることが強く叫ばれている。その意味において、一神教の思想をぜひとも再考しなければならない。

2　日本人の宗教観

(1)日本人の宗教観

文化庁から発刊された『宗教年鑑』(平成二年版)によれば、平成元年一二月三一日現在のわが国の宗教法人を含む宗教団体は二三万二六七団体にのぼり、その内訳は神道系九万九五二、仏教系八万八一四〇、キリスト教系八八九一、諸教四万二二八四となっている。このように、神道、仏教、キリスト教、諸教系の宗教が共存している国は世界でも珍しく、まして、文化庁の調査では、信徒数は国の総人口を遙かに上回る二億一〇九二万三八〇九人とされ、全国民が信者ということになり、この統計からすれば、わが国は稀有の宗教国とも考えられるのである。

信者数が人口の二倍近くもあるとされるのは、同一人が例えば、神社の氏子であり、寺院の檀徒とカウントされたこと、さらに教団の信徒数の水増し報告などのためと考えられる。正月の初詣に有名寺社を訪れる人は一億を越え、七五三の寺社詣、春夏のお祭りも盛んである。受験期ともなれば天神さん、天満宮は、合格を願う受験生やその親たちで埋まっている。

しかし、NHKなどの調査によれば、宗教所属や信仰を持つとする人は国民の約三分の一にとどまり、筆者が行った大学生の宗教に関するアンケート調査の結果では、信仰を表明する学生は一〇人に一人にとどまることを考えれば、日本人の約三分の二は無宗教・無信仰ということになり、世界に珍しい無信仰国ということができるのである。欧米諸国では無宗教を表明する者は、無神論者（アティスト）とされ、社会人として欠陥者とも見なされる。筆者も、かつてスウェーデンの研究所に滞在していたころ、無宗教といって、研究仲間たちから怪訝な顔をされた経験を持っている。

科学技術信仰のもと、わが国では無宗教を当然のことと見なされ、むしろ信仰の表明には勇気が必要な状況でさえある。既成の宗教団体の地域での日常活動・教化活動が沈滞し、新興教団の活動が目立つ最近である。

仏教の慈悲、キリスト教の愛の教えなどの普遍的倫理体系・信仰体系は、我々の生きるための心の糧となるものであり、既成教団の宗教家は広い視野と深い自覚を持って、宗教公布活動を展開しなければならない。また、欧米の人たちが、宗教を信じることは、宗教教育によるところが多いと考えられ、わが国においても学校教育に宗教を組み込むことが検討されなければならない。

◎日本人の宗教離れ

長引く景気の低迷で社会が閉塞感で充満する今、日本人の宗教観はどう変化しているのであろうか。以下、『読売新聞』（一九九八年五月三〇日付より）の世論調査結果を紹介し（一四三～一四頁）、日本人の宗教観を考察したい。

〔調査方法〕

調査期間　一九九八年五月一六日・一七日

対　象　者　全国の有権者三〇〇〇人
実施方法　戸別訪問面接聴取法
有効回答数　二〇一五人（六七・二%）

〔調査結果〕

「宗教を信じている」が二一%で、これは同新聞社の七九年度の調査（三四%）から一三ポイントの減少だという。「信じている」とした者は二〇歳代、三〇歳代ではそれぞれ八・三%、一一・二%と低く、七九年の調査結果に比較してそれぞれ八・三%、一一・三%の減少となっており、宗教離れが広がっているという結果である。

宗教不信の増加には、「オウム」をはじめ、霊感商法などさまざまな新宗教の問題が影響しているのではないかと考えられる。

「幸せな生活を送るうえで宗教は大切だと思う」と答えた者は二七%で、七九年度調査時の四六%に比し一九ポイントの減少となっている。

今の宗教団体についての調査では、イメージについては、悪い面の選択肢について、「人の不安をあおるなどの強引な布教をする」（三七・三%）「高額のお布施や寄付を集める」（四三・八%）など、悪いイメージを持っている人、「そう感じている」と答えた人が目立っている。

その他、同世論調査では、お墓や葬儀などに関しての質問もしている。

質問と回答（一部抜粋、数字は％）

◆あなたは、現在の生活に、満足していますか、満足していませんか。

・非常に満足している	12.0	・やや不満だ	28.8
・多少は満足している	50.9	・非常に不満だ	7.7
		・答えない	0.5

◆あなたは、なにか宗教を信じていますか。

・信じている　20.5　・信じていない　78.3　・答えない　1.2

◆現在、あなたが幸せな生活を送るうえで、宗教は大切であると思いますか、そうは思いませんか。

・大切である　27.0　・そうは思わない　68.9　・答えない　4.1

◆あなたは、今の宗教団体について次のようなことを感じていますか。そう感じているものがあれば、いくつでもあげて下さい。

・人々の心のよりどころになっている	22.4
・尊敬できる宗教家がいる	3.8
・福祉などで社会に貢献している	6.0
・熱心に宗教活動をしている	6.6
・冠婚葬祭に役立っている	8.6
・金銭や損得勘定を度外視している	3.2
・政治的な色合いが薄い	2.6
・宗派が互いに尊重しあっている	1.4
・とくにない	58.5
・答えない	4.2

◆同様に、いまの宗教団体について、次のようなことを感じていますか。そう感じているものがあれば、いくつでもあげて下さい。

・人の不安をあおるなど強引な布教をする	37.3
・尊敬できる宗教家が少ない	18.0
・人道や福祉などでの社会貢献が足りない	12.7
・どういう活動をしているのかわからない	38.7

・高額のお布施や寄付を集めている	43.8
・宗教とは無関係なビジネスに熱心だ	20.0
・政治とのつながりが強すぎる	19.5
・宗派間などでの対立が多い	10.3
・とくにない	24.0
・答えない	2.6

---

(2)医学生の宗教観

二〇〇一年九月二九日、二〇〇二年四月一八日、筆者が非常勤講師として死生学の講義を担当している愛媛大学医学部医学科四回生一六一人を対象として、「宗教と医学」に関するアンケート調査を行った（一四六～七頁）。

◎対象

医学部医学科四回生一六一人。男性八七人（五四・〇％）、女性七四人（四六・〇％）で二〇歳代一五四人、三〇歳代七人であった。

◎信仰

宗教を「信じている」と答えた人は一八人（一一・二％）で、「信じていない」とした人の一二八人（七九・五％）を大きく下回っている。前掲『読売新聞』のアンケート調査の二一％に比して著しく低くなっているが、『読売新聞』の二〇歳代の八・三％と比べるとやや高めである。『読売新聞』の調査でも若者の宗教離れは、宗教を「信じる」とした人は一八九七年の一六・五％から経年的に減少しているという。但し、若者の間では、新宗教を既存の宗教とは別のものと考え、新宗教に関心を持ちながら、「宗教を信じない」とする者もあるという。

「幸せな生活を送る上で宗教は大切である」と答えた人は三四人（二一・一％）と多くなり（『読売新聞』の調査では二七％）、「そうは思わない」とした人は一〇五人（一六五・二％）であった。

◎宗教団体に対するイメージ

「今の宗教団体について感じていること」については、良いイメージとして「人々の心のよりどころになっている」と答えた人が七二人（四四・七％）と最も多く（『読売新聞』調査では二二・四％）、次いで「熱心に宗教活動している」が三三人（二〇・五％）で『読売新聞』調査の六・六％を上回っている。「冠婚葬祭に役立っている」が二四人（一四・九％）となっている。一方、宗教に対する暗いイメージとしては、「高額のお布施や寄付を集めている」と答えた人が最も多く八四人（五二・二％）「どういう活動をしているのか分からない」が七五人（四六・六％）「人の不安をあおるような強引な布教をする」六六人（四一・〇％）などと答えた者が多く見られた。

◎宗教と医療

「医療の場に宗教的癒しが必要と思う」と答えた者は六六人（四一・〇％）で、「不必要である」とした者四〇人（二四・八％）を大きく上回っている。さらに、終末期医療の場に宗教家が「参画すればよい」とした者も六三人（三九・一％）と、医療の場に宗教的癒しが必要とした者とほぼ同じで、「不要である」とした者の三八人（二三・六％）を上回っていた。宗教を信じている人の二一・一％に比し、医療の場への宗教的癒しの導入、終末期医療の場への宗教家の参画を必要とする者が大幅に多くなって

質問と回答

◆あなたはなにか宗教を信じていますか。

・信じている	18人（11.2%）
・信じていない	128人（79.5%）
・答えない	14人（ 8.7%）
・無回答	1人（ 0.6%）

◆現在、あなたが幸せな生活を送る上で、宗教は大切だと思いますか。

・大切である	34人（21.1%）
・そうは思わない	105人（65.2%）
・答えない	21人（13.0%）
・無回答	1人（ 0.6%）

◆あなたは、今の宗教団体について、次のようなことを感じますか。そう感じているものがあればいくつでもあげてください。

・人々の心のよりどころとなっている	75人（46.6%）
・尊敬できる宗教家がいる	11人（ 6.8%）
・福祉等で社会に貢献している	17人（10.6%）
・熱心に宗教活動をしている	32人（19.9%）
・冠婚葬祭に役立っている	31人（19.3%）
・金銭や損得勘定を度外視している	2人（ 3.3%）
・政治的な色合いが薄い	7人（ 4.3%）
・宗派が互いに尊重しあっている	1人（ 0.6%）
・とくにない	40人（24.8%）
・無回答	15人（ 9.3%）

◆今の宗教団体について、次のようなことを感じていますか。そう感じているものがあればいくつでもあげてください。

・人の不安をあおるなど強引な布教をする	66人（41.0%）
・尊敬できる宗教家がいない	50人（31.1%）
・人道や福祉等での社会貢献が足りない	26人（16.1%）
・どういう活動をしているかわからない	75人（46.6%）

・高額の寄付やお布施を集めている	84人（52.2%）
・宗教とは無関係のビジネスに熱心だ	49人（30.4%）
・政治との繋がりが強すぎる	34人（21.1%）
・宗派間等の対立が多い	52人（32.3%）
・とくにない	26人（16.1%）
・無回答	13人（ 8.1%）

◆あなたは、医療の場に宗教的癒しが必要だと思いますか。

・必要である	66人（41.0%）
・不要である	40人（24.8%）
・答えない	49人（30.4%）
・無回答	6人（ 3.7%）

◆あなたは、医療、とくに終末期医療の場に宗教家が参画すればよいと思いますか。

・よいと思う	63人（39.1%）
・不要である	38人（23.6%）
・答えない	56人（34.8%）
・無回答	4人（ 2.5%）

いる。たとえ自分が宗教を信じていなくても、科学医療のみでは医療、ことに終末期医療における患者の精神的、スピリチュアルな苦痛・苦悩に対しては、宗教的癒し、宗教家の参画が必要としている者が多いと考えられる。

今回のアンケート調査は、医学生たちは現在の宗教に対しては、強い批判的精神をもちながらも、多くの医学生たちが医療の場、終末期医療の場への宗教の導入に関しての期待を持っていると考えられる結果である。

宗教家たちが、宗教に対して、一般の人たちが持つ悪い、または誤ったイメージを払拭し、真の宗教を理解させる努力を積みながら、医療の場に参画することが期待される。

(3) 葬式仏教

葬式仏教という言葉は、今、仏教のあり方を揶揄して使用される批判的な言葉である。わが国における仏教は、仏教本来の原理原則から離れ、僧侶たちは葬儀や法事に奔走し、改めて今、僧侶たちは仏教の社会的使命を考えるときを迎えている。

全日本青年仏教会では、今後社会情勢が変化する中で、次代に向けての寺院・僧侶のあり方を考え、それを行動に移すことを目的としてアンケート調査「葬式仏教とこれからの仏教のあり方について」を行っている。

二〇〇二年一〇月七日から二〇〇三年二月二六日の調査期間に全国仏教青年会の会員を対象としてアンケート用紙を配布し、三四九人から回答を得ている。集計では構成比（%）を重視し、構成比の後に回答人数を表記している。

「葬式仏教」と批判されることに対する意識については、「葬式仏教と批判されることについて、どう思われますか」との質問に対し、全回答の八一・七%（二七五）が「批判されても仕方がない事実（寺院）がある」と答え、大多数が批判を認識しているという結果が出ている。さらに「どういうことが原因で、葬式仏教と批判されると思われますか」の質問に対しては、「批判されても仕方がない」と答えた二八五人に複数選択回答で尋ね、「生きる人に積極的に関わっていない」五〇・五％（一四四）、「葬儀・法事に偏っている」四九・五％（一四一）、「檀家制度にあぐらをかいている」が三五・四％（一〇一）となっており、いずれも自己批判的な内容の選択肢である。また、「高いお布施」「高い戒名料」などの回答がみられている。

「葬式仏教と批判されないためには、僧侶のどのような行動等が必要だと思われますか」と意見記述を求めたところ、「僧侶自身が確固たる信仰を持ち、道心を持って自己研鑽に努める」「質素倹約、少欲知足を実践する」「生老病死を説く仏教は、生死の意味、命の大切さ、人身に生まれてきたことのありがたさや生かされている意味を説く。ターミナルケアを含む」「菩薩行の実践として社会奉仕活動、ボランティア活動に参加し、寺院活動に取り入れる」「寺院のスペースを活用した各種行事で寺院開放を積極的に展開する」などの回答が得られている。

寺院を交流の場として社会に開放し、寺院と地域の人々との関わりを活性化し、布教にも力を注いでゆく必要がある。

今、わが国の仏教は仏教本来のすがたから離れ、僧侶たちは葬儀や法事に奔走している感がある。檀家制度にあぐらをかき、商売で葬儀をやっているような姿勢の僧侶に対して、葬式仏教と揶揄される現状があるのである。

僧侶たちに期待することは、まず寺を開放して、地域のコミュニティとし、信仰や人生相談に応じ、地域の人々に安らぎを与えること。葬儀や法事を通じて地域の人たちとの交流を密にし、生きることの素晴らしさを語り合い、死を語り合うこと、葬儀や法事をデス・エデュケーション、グリーフワークの場にしてゆきたいものである。過去帳とともに現在帳を作って、檀信徒たちが病いを得た場合には、家庭を訪れ、病院を尋ねて、語り合い、患者の話に耳をかたむける「かかりつけ僧侶」になって欲しい。さらには、医療・福祉の場におけるケアのチームに加わって欲しい。これら一連の活動は、仏教者本来の社会的使命であり、わが国における仏教の復権の道でもあると考える。

第六章

仏教と医療の融合

1　仏教と医療の融合

進歩、発展した医療技術により、一九六〇年代から集中治療（ＩＣＵ）や人工呼吸器が臨床へ導入され、治療や延命に関する技術面の進歩には目覚ましいものがあり、かつては助からなかった多くの命が救われ、私たちは多大の恩恵を受けている。しかし、今なお進行したがん、数々の難病、最近話題となっている老化現象などは現代の科学医療の範囲を超えた領域の課題である。

しかし、一方では医療技術の急速な進歩による医学の専門化・細分化が進んで、近代の医療においては患者の全体像、人間性が見失われようとしている。医療従事者たちの関心が病人から病気に、さらに臓器から組織・細胞へと向けられる中で、患者に対して全人的な視点からアプローチする努力、患者の心に入って行く努力が必要ではないかと問われるようになってきた。

一九七〇年代から一部医療従事者を中心に医療、特に終末期医療のあり方が問われるようになった。

数々の管に繋がれ、重症におちいったときには、家族や親しい人たちとの面会もできないで、寒々とした白い病室の壁に囲まれて、孤独の中で死んでゆく。私たちは、力一杯生きてきた人生に見合った、それぞれの尊厳を持った死を迎えることが必要である。

仏教界にあっても、いのちに関わる医療、特に終末期医療の問題が顕在化すると共に、仏教関係者としても看過できない問題として、一部の心ある僧侶たちによってこの課題がとりあげられるようになってきた。

かつては、ホスピスの開設を始め、難民救済事業、さまざまな慈善事業などに取り組んできた宗教団体は、ほとんどがキリスト教関係の組織であったが、仏教関係者の中にも医療、特に終末期医療に関心を持つものが出てきたのである。徳川三〇〇年の仏教保護政策は、僧侶を社会から切り離して、単に人の死後における儀式のコンダクターとしてしまい、人々から「葬式仏教」「儀式仏教」「仏教の形骸化」などと批判され、改めて仏教本来のあり方が問われるようになった。しかし、こういった仏教界にあっても、一部仏教者たちの間で、福祉や医療を自分たちの社会的使命、課題として捉えられるようになったのである。

医療の場にあって、終末期を迎え、心まで侵蝕された患者たちの話に耳を傾け、死への心の準備を手助けする人が必要である。欧米キリスト教圏においては、牧師・神父・カウンセラーなどが盛んに病院に出入りし、患者と話し合い、患者の精神面のケアを行っている。しかし、わが国においては、宗教家、特に僧侶は現実には医療現場から忌避されている。僧侶が生きて苦悩する者を相手とせず、専ら死者を相手にしてきた長い歴史によるものである。

一九八四年、僧侶も社会問題、とりわけ医療・福祉などの分野に関わらなければならないと、宗派を越えた僧侶たちによる「京都仏教青年会」が発足した。京都仏教青年会の発足から、全国的に医療と宗教を冠した研究会や組織が次々と生まれてきた。「仏教情報センター」（東京）「死そして生を考える会」（名古屋）「生と死を考える会」（高山市）などが組織され、さらには各宗派レベルの活動もみられるようになってきた。

(1)薄伽梵ＫＹＯＴＯ

一九八四年九月、京都近辺の超党派の僧侶六〇名を核にして「信仰に基づいた社会活動をする」ことを趣旨に「京都仏教青年会」が発足した（一九九一年に薄伽梵ＫＹＯＴＯと改名）。結成のきっかけになったのは「古都保存協力税」議論の際の僧侶のあり方に対する批判であった。もっぱら山門の内に閉じこもってばかりいる自分たちを反省し、現代に生きる人間として、大衆の中に入って法を説き、大衆とともに苦しみ、悩み、喜ぶ僧侶として出直そうと結成された会であった。結成後、具体的な活動のための学習を重ね、翌年一〇月から高雄病院（京都市左京区）で法話活動を開始する。入院患者の過半数は六五歳以上の高齢者で、多くは慢性疾患や生活習慣病の患者である。徐々に患者たちと馴染みの関係を作り、月一回の法話会には三、四〇人が集まる。話の内容は特別な話（説法）ではなく、自分が分かっていることをわかりやすく説いている。ときには死の問題にも触れる。さらに、月一回、高雄病院で書道教室や相談室を開くと共に、数カ所の病院・老人ホームなどで患者を対象とした活動を実践している。

この他、医療・宗教などに関するシンポジウム・講演会・研修会・カウンセリングなどを行う一方で、托鉢・出版・コンサートなどの事業を行いながら現代における仏教のあり方を模索、実践している。

この会は仏教を現代社会に生かすことを目指しており、病院などでの活動もその一環と考えている。さらに、仏教に対する医療のニーズに着目し、毎年シンポジウムを開催し、一九九四年九月に発足した「仏教と医療を考える全国連絡協議会」なるネットワーク作りにリーダーシップを発揮した。

⑵仏教情報センター・仏教ホスピスの会

一九八三年東京に、仏教情報センターが発足した。日本経済がバブル期を迎え、人々が経済成長のうねりに振り回されて精神的疲れに淀んでいた頃、仏教界では、寺院と大衆の接点といえば、檀家中心のままで、その結びつきからはずれた個人や家族が増加し、仏教離れが顕現し、寺院や僧侶への不満の声が高まった時期でもあった。

「わが国の伝統文化を培い国民の精神生活のバックボーンの一つとなってきた仏教を現代社会に役立たせ、もって国民の福祉安寧と精神生活の向上に寄与すること」を目的としたものである。

◎主な活動

仏教テレフォン相談

面接・訪問相談

仏教ライフサークルの集い

春夏一回お寺巡り

仏教ホスピスの会

毎週木曜日「いのちを見つめる集い」を開催

その他

講演会・講座を開催

仏教街頭相談（首都圏の有名寺院境内で開催）

出版物

『みちしるべ』毎月一回発行（いのちを見つめる集いの講演録、情報等掲載）

オウム真理教や霊感商法と本来の仏教が混同されている。仏教の考え方と風俗習慣の中で生まれたものとが渾然として、どこからどこまでが俗信で、どこからどこまでが迷信かの区別がつかなくなっているのがわが国の現状である。このような状況にあって、寺の領域から飛び出して、一般の人々の声を聞きながら、仏教は生きている人のためにあるのだ、こういう考え方の宗教だと伝えることが必要である。

相談員と呼ぶ僧侶八〇余人、ボランティアを含む事務員五人で、月曜日から土曜日まで活動をしている。天台、真言（古義・新義）、浄土、日蓮、浄土真宗（西・東）、臨済宗、曹洞宗の九宗派の有志によるものである。お布施や仏事に関する相談、人生・教育・家庭問題の相談など開設一二年で八一〇〇件の相談があり、入院先からの電話相談や介護する家族からの精神的な問題がだんだんと寄せられるようになってきた。

電話をかけてくる患者や家族と膝を交えて話し合うことが大事であり、それが仏教ホスピスではないかとの観点から、センターに研究部会として「仏教ホスピスの会　いのちを見つめる集い」をスタートさせた。毎週木曜日に開催される例会では、医師・看護師・患者や家族・僧侶がそれぞれの立場で講師になって話をし、その後のグループワークでは、患者の家族が率直に語り合っている。さらに、月一回テレフォン相談員の寺を会場にしてさまざまな分野の講師を招いて講話をしている。分科会として病気に悩む方やその家族、そして医療関係者や僧侶が自由に話し合う場をもうけている。

センターの代表者鈴木永城さんはいう。「マスコミで盛んに、残された時間を豊かに過ごすとか、いかに死を受け入れるかなどといわれているが、それは特別な人の問題ではなく、私たちみんなが残された時間を生きているわけで、平等にみんなが残された時間をどう生きるかというテーブルにつくのが仏教ホスピスの会だと考えています」。

(3)愛媛・仏教と医療を考える会

愛媛・仏教と医療を考える会（以下、愛媛・仏医会と略す）は、医療・福祉の場に仏教的癒しを導入する目的で、一九九二年四月に発足した。会員は僧侶・医師・看護師などの医療従事者、教育者、家庭の主婦、その他で三六六名である（二〇〇三年九月現在）。以下、愛媛・仏医会の活動を概略する。

①例会

年五回開催し、講師を招いて医療・仏教を学習する。現在（二〇〇三年九月）までに五五回の例会が開催され、毎回五〇人前後の会員が出席している。

②公開講演会

会の活動を地域の人々に知っていただく目的で、年一回、公開講演会を開催する。これまでに一一回の公開講演会を開催し、それぞれ出席者は三〇〇人程度である。

③施設法話

本会の宗派を越えた僧侶による病院、老人施設などでの法話会を開催している。三〇人程度の僧侶により、病院一、診療所一、老人保健施設四の施設でそれぞれ月一～二回の法話会を持っている（写

20)。

④アショカの会（がん患者と家族の集い）

がん患者とその家族が、医療従事者や僧侶と語り合い学習する会である。一九九三年一〇月から月一回開催しており、毎回三〇人位の人たちが出席し、闘病体験、それを支える家族の苦悩などを語り合っている。定期的に部外講師を招いて、講演をきいている。現在までに九八回の会が開催されている（写真21）。

⑤ボランティア活動

主婦会員を中心に、病院・老人施設などで、食事や入浴の介助、身の周りの世話、レクリェーション、ゲームなどを行っている。

⑥出版

ⓐ会報『無憂樹』を年四回発刊し、会員相互の意見交換、討論の場とし、例会、講演会などの記録、事務報告などを掲載している。

ⓑ『無憂樹』の発刊

一九九七年四月、会の五周年を記念して、本会の活動を世に問い、広報する目的で五年間の活動を纏めて出版した。この著書は平成九年度愛媛出版文化賞を受賞した。

ⓒ『アショカの会―がん患者と家族の集い』の発刊

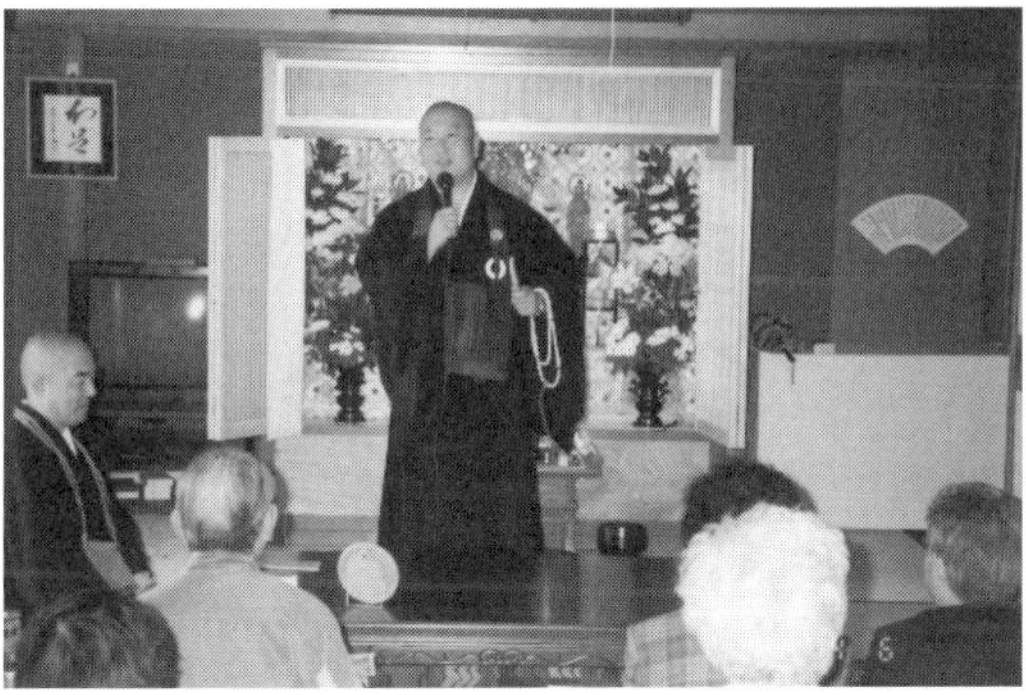

写真20　診療所での法話会

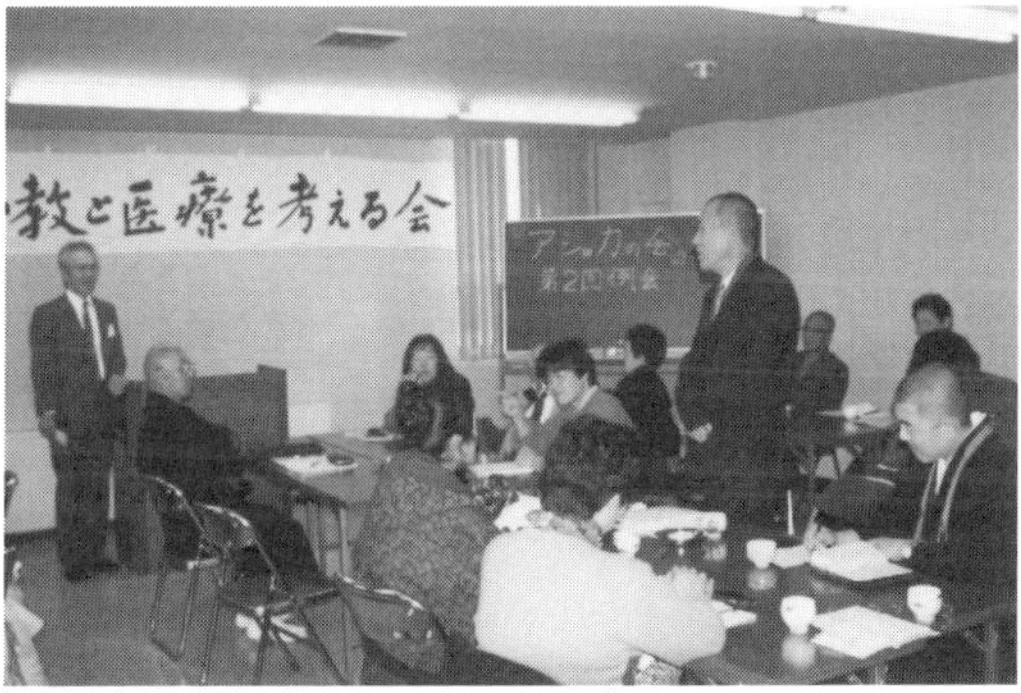

写真21　アショカの会(がん患者と家族の会)例会風景

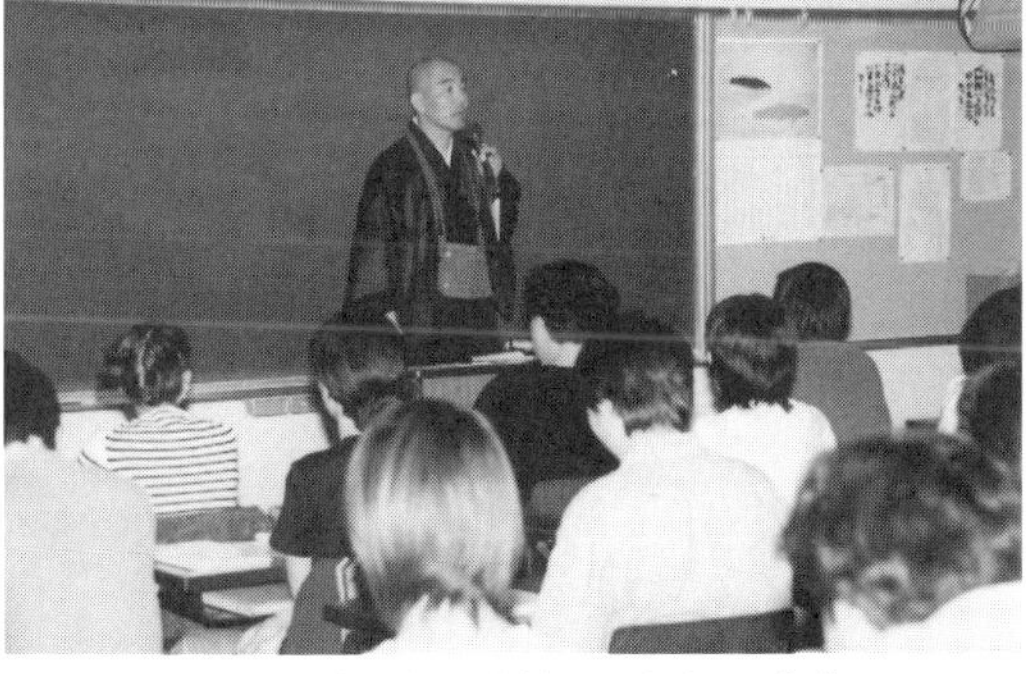

写真22　看護専門学校での僧侶の講義

一九九八年四月、アショカの会五〇回を記念して、その記録を出版した。

⑦その他

研修旅行

年一回の研修旅行を行っている。国内外の医療施設・福祉施設を見学するものである。

看護学校での仏教の講義

一九九八年より、松山看護専門学校の医学概論の講義に本会から講師を派遣し、仏教の講義をしている（写真22）。

各種講演会、講習会などへの講師派遣

2 ビハーラ

(1)ビハーラとは

一九八五年、当時仏教大学の講師をされていた田宮仁氏（現・飯田女子短期大学教授）は、仏教を背景としたターミナルケア施設の呼称として「ビハーラ」を提唱した。それまで新聞報道などでしばしば用いられていた「仏教ホスピス」という表現に代わるもので、最近では、『現代用語の基礎知識』や『知恵蔵』などにも掲載されるなど、やっと社会的にも認知されてきた呼称である。

本来のビハーラという言葉は古代インドで仏教経典などに使われたサンスクリット語（梵語）で、

「休養の場所、散歩して気晴らしすること、仏教の僧院または寺院」の意味である。それまで、ジャーナリストたちによって「仏教ホスピス」という言葉が用いられていたが、仏教の智慧を背景とした実践活動を意図し、仏教の主体性と独自性を求めた施設の呼称として仏教用語の「ビハーラ」という言葉を提唱したものである。即ち、ビハーラは寺院と病院の機能を併せもった施設である。

田宮氏はビハーラの理念として以下の三項目を掲げている。

一、限りある生命の、その限りの短さを知らされた人が、静かに自身を見つめ、また見守られる場である。

看取る人も、ケアを受けるサイドもいずれも「限りある生命」、つまり「死は何人にも平等に訪れ、避けられないものである」ことを知っている人たちであり、ビハーラでは、「生命の限りの短さを知らされた人」が死を正面からみつめ、それを乗り切るために、いつの日か同じ立場に置かれる医療に従事する者とか、家族や知人などに見守られる場である。

二、利用者本人の願いを軸に看取りと医療が行われる場である。そのために十分な医療機関に直結している必要がある。

看取られる者の自己決定権が最高度に尊重されなければならないわけであるが、個人主義の発達した欧米などに比し、わが国では周囲や環境によって自分の意思が決定されるという難しさがある。この後半、「十分な医療機関に直結している必要がある」ということが非常に重要である。欧米におけるホスピスを見ても、キリスト教を背景にした看取りの施設はずいぶん古くからあったが、近代的な意味での最初のホスピスは、一九六七年、シシリー・ソンダースがロンドンに開設した聖クリストファー・ホスピスで、まだ四〇年ほどの歴史である。それまでのホスピスが、専ら宗教施設を媒介として、宗教的看護に重点が置かれたのに対して、ソンダースは、宗教的ケアを最大限に残しつつ、科学的基礎、即ち、十分なる医療の上に立ったホスピスを構築したのである。ビハーラ活動では、最大限の仏教的癒しと共に、十分な医療が同時に行われなければならない。

三、願われた生命の尊さに気付かされた人が集う仏教を基礎とした小さな共同体である（ただし入所者本人やそのご家族がいかなる信仰を持たれていても自由である）。

この理念に賛同する仏教者たちにより、「京都ビハーラの会」「ビハーラ大阪」「新潟県仏教者ビハーラの会」「ビハーラ福井」などが、全国各地に発足し、定期的な学習会、医療や福祉関係者に対する仏教講座などと共に、病院法話、病院訪問によるベッドサイド法話などに取り組むようになった。一九九五年一月には丸亀市に事務局を置いた「四国ビハーラの会」が発足している。

施設としては、一九九二年に田宮氏の提唱したビハーラを実践する新潟県の長岡西病院ビハーラ病棟がオープンした。また、内容的には少し異なるが一九九〇年に広島県三次市に「ビハーラ花の里病院」が開設されている。

その後、「ビハーラ」については、仏教と医療を考える全国連絡協議会の研究や総会などで議論を重ね、終末期医療とそのための施設のみに限定せず、医療・福祉の場での仏教的癒しを目的とする活動全てを指す、とする人たちも多くなっている。

(2)ビハーラ実践活動研究会(浄土真宗本願寺派)

浄土真宗本願寺派は、一九八六年に「宗教と医療に関する専門委員会」を立ち上げ、一九八七年にはビハーラ実践活動専門委員会を設けてビハーラ実践活動を開始し、実践活動の人材、研究者の養成を始めている。一九九四年からは毎年、全国集会を開催し、各地のビハーラ活動の報告、学習を行っている。

◎ビハーラ活動の指針

浄土真宗本願寺派の「ビハーラ実践活動研究会」によるビハーラ活動の基本方針として次の五つの方向性を作成して、共通確認しながら活動を進めている。

Ⅰ　広く社会の苦悩にかかわるビハーラ
Ⅱ　自発的にかかわるビハーラ
Ⅲ　相手の心に聴くビハーラ
Ⅳ　医療・福祉と共にあるビハーラ
Ⅴ　深くいのちを見つめるビハーラ

Ⅰ　広く社会の苦悩にかかわるビハーラ

宗派を超えて、孤独や不安のなかにある人々に共感し、広く人々の苦しみや悲しみに関わり、孤独や不安のなかにある人々に共感し、苦悩を和らげるために活動をする。ビハーラ活動はターミナルケアに限ることなく、支援を求めている人々に幅広く関わる活動である。

Ⅱ　自発的にかかわるビハーラ

困難な苦しみのなかにいる人々に、特別の資格がなくても、創意と工夫によって、できる範囲内で関わりを持つ。苦しみや悲しみのなかにいる人々のそばに寄り添い、「そこにいる」ことの意義を見出す。病院・保健・福祉・介護・仏教にわたる総合的なビハーラの研修を受けて、病院や施設などの信頼に応えることが望ましい。

Ⅲ　相手の心に聴くビハーラ

相手とのコミュニケーションを大切にしながら相手の心に聴いて相手の望みに応える。患者やケアを必要とする人々の全人的ケアの一役を担う活動である。患者やケアを必要とする人々の宗教的ニーズに応えることを大切にする。

Ⅳ　医療・福祉と共にあるビハーラ

医療・福祉の現場で活動している方々の専門的知識や経験を学びながら、患者や家族が、老・病・死という深い苦しみや現実から目を背けずに、患者や家族たちがそうした苦難の現実を受入れ、勇気と安らぎをもって生きてゆけるように援助する活動である。医療や福祉との相互理解によって、ビハーラ活動を行う人は、全人的ケアのチームの一員として加わる。在宅ケアへの関わりは寺院活動、教団強化にもつながる。

V　深くいのちを見つめるビハーラ

ビハーラ活動は、人間の究極的な問題として、生・老・病・死を見つめ、いまここに生きている意味を深く問う活動である。病む人を支え、病む人によって支えられるよう相互関係を生み出しゆくことを願いとする。患者と家族の宗教的な苦痛に応えることが宗教家に求められている。死別後の家族の深い悲しみについて取り組む。ビハーラ活動に関わる人自身、患者や家族との出会いを縁として、自己の生と死について深く学ぶ。

◎ビハーラ活動者養成研修会

「医療、福祉、在宅に於いて、病める人々やその家族により添い、宗教者の果たすべき役割を探求し、相手の願いに応えられるビハーラ活動者を養成する」ことを目的とした研修会である。

〔研修会の内容〕

基本学習会

一、ビハーラ活動の基本視点（真宗教義・基幹運動の理解・仏教ケアなどを学ぶ）

二、ビハーラ活動の対象者への理解を深める

三、ビハーラ活動の関連領域の基礎知識について学ぶ
四、ビハーラ活動に必要な実技・演習について学ぶ
五、ビハーラ活動に必要な臨床の基本実技

実習

ビハーラ活動を主体的に実践できる能力を習得するため、実習現場に出向いて学習する。研修期間は二年、募集人員は六四人である。応募資格は、浄土真宗本願寺派の僧侶、門信徒で研修会終了後、教区ビハーラに所属し、活動できる者。

〔ビハーラ活動〕

ビハーラ活動者研修会での研修を終えた人たちは、それぞれの教区で、教区ビハーラ講座や研修会の実施、高齢者施設の居室訪問、法話会やさまざまなボランティア活動などを行っている。さらに、こころの電話相談、お寺の一部を開放してのデイサービスなどに取り組んでいる者もある。

一九六四年から毎年一回、これら全国各教区における活動の報告とビハーラ会員相互の学びを深めるため、新たなビハーラ活動のあり方を探るための「ビハーラ活動全国集会」が開催されている。

二〇〇二年九月七・八日本願寺で開催された「第九回ビハーラ活動全国集会」には三〇〇人を越える人たちが参加した。栃木県立がんセンターの種村健二郎氏による「ビハーラとは――終末期看護で学ぶもの――」と題して記念講演があり、引き続き一二の分科会に分かれて、それぞれが「門信徒が

核となるビハーラ活動」「市民と共に歩むビハーラ」「ビハーラ病棟に学ぶ」などのテーマで、発題者の話題提供のもと熱心な意見交換、議論が行われた。

(3)長岡西病院ビハーラ病棟

新潟県長岡市の長岡西病院ビハーラ病棟は一九九二年に開設され、翌年、緩和ケア病棟の承認を受けた、わが国最初で、唯一の仏教を拠り所としたホスピスである。ビハーラ病棟は最上階の五階の一角を占める。

病院のベッドは二四〇、ビハーラ病棟のベッド数二七（個室一二、二人部屋二、三人部屋一、四人部屋二）で、最近数年の年間の入院患者数は八〇～一〇〇人位で、平均在院日数は約二カ月、入院数日で亡くなる方もあり、一年を越えて入院している人もある。ほとんどの患者さんは病院死である。職員は専任医師一、非常勤医師一、看護師一五、看護助手二、非常勤ビハーラ僧一。

その他に、病院兼務のソーシャルワーカー・理学療法士・作業療法士などが勤務している。

ビハーラ病棟の入院基準は以下のごとくである（最低限次の（1）（2）をクリアしていること）。

（1）悪性腫瘍の診断あり

（2）予後六カ月以内

（3）本人・家族の希望する治療が他院ではできない

（4）宗教的ニーズがある
（5）ビハーラの特徴を理解している
（6）その他、痛みなどの症状が取りきれないなど
入院判定委員会は、病棟医長・婦長・ソーシャルワーカーなどにより構成されている。

この入院基準によって入院した患者に対して、WHO方式に従った疼痛のコントロール、症状緩和治療、本人および家族の希望にそって化学療法・免疫療法なども行われる場合がある。

さらに、音楽療法、生き甲斐療法、リラクゼーションなどが取り入れられている。

入院の他に、週二回のビハーラ外来があり、毎日、ソーシャルワーカー・医師・看護師による相談コーナーを開設している。

ビハーラ病棟の仏教的癒しについては、病棟の中に仏堂があり、毎朝八時三〇分から僧侶が勤行をするほか、仏教行事（新年会・豆撒き・涅槃会・花祭り・お花見・端午の節句・七夕・お彼岸・成道会など）や座禅会が開かれ、随時各種のイベントが企画されている（写真23）。

患者の希望により僧侶が病室を訪れる。

死後のケアとして、患者が亡くなってから特殊浴槽で入浴させ、仏堂で医師・看護師・仏教者が参加してお別れ会をする。年二回、遺族会が持たれている。

僧侶が週三日勤務し、残る三日を「新潟県仏教者ビハーラの会」（八七年発足、会員七〇人、禅宗・真

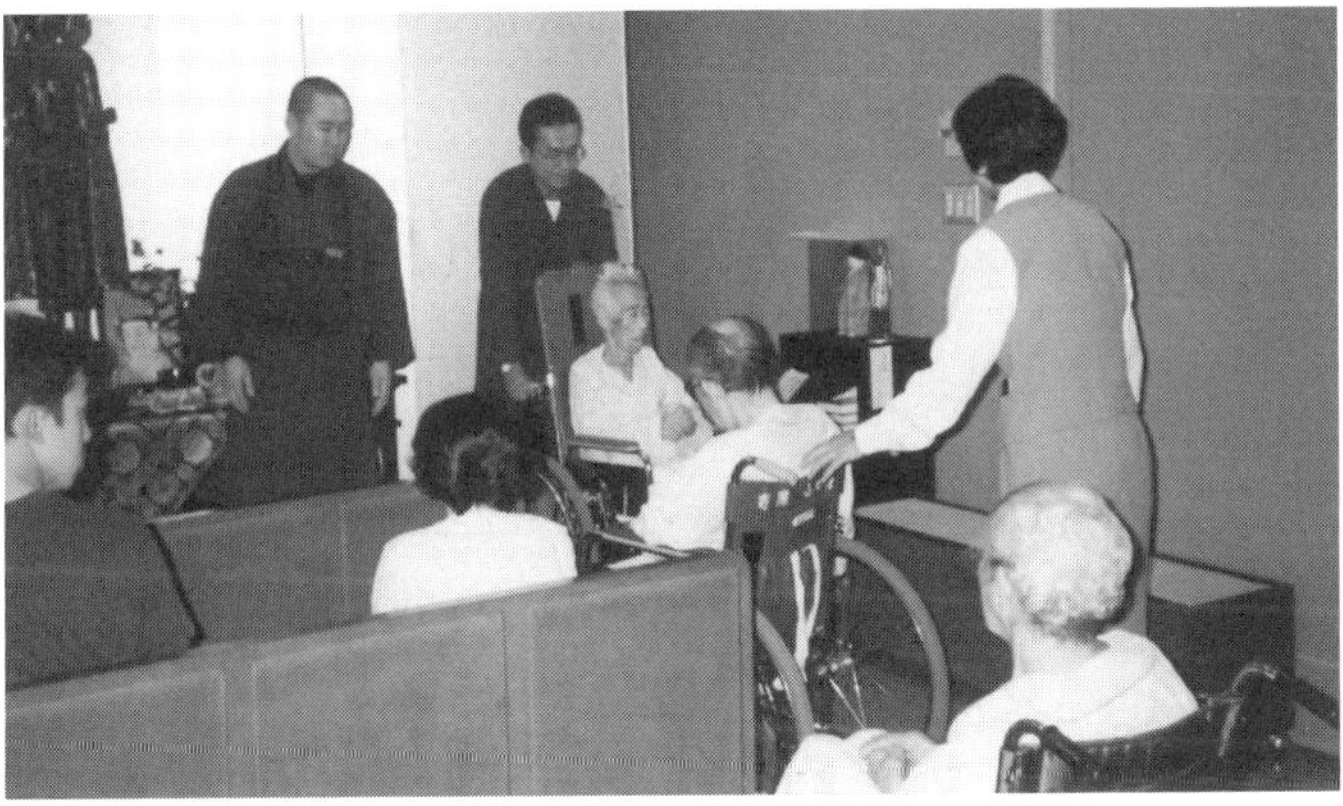

写真23　長岡西病院ビハーラ病棟の朝のお勤め

宗・真言宗・浄土宗・浄土真宗などの僧侶により構成）の会員が、ボランティア活動として勤めている。また、月一回の法話会を開催し、体験発表、グループワークなどを行っている。

ボランティアの人たちが植木の手入れ、お花の差し入れ、コンサート、絵画展示、イベント手伝いなどを行っている。

この病棟を見学した日、筆者も朝のお勤めに参加させてもらった。その日は曹洞宗の若い僧侶による勤行が行われていた。出席者は僧侶三人、患者一〇人、医師一人、看護師一〇人で、五人の患者は車椅子でのお勤めであった。読経の後で、一人ずつ焼香をしたが、患者の手を取り、肩を抱きながら焼香を助ける職員たちの姿が印象的であった。

ビハーラ病棟医長の平野博氏によれば、「苦しい時には何か薬を使って苦しみをなくしよう、という方向に進むが、仏教者の考え方は、人は生きている間苦しむのは当たり前、苦しみましょう、苦しむことによって身につくことがある。

皆で一緒に苦しみ悩んでから、どうしようもないときに医療の知識・技術を利用しようという方向に進む」という。

⑷診療所のビハーラ活動

医療法人ビハーラ藤原胃腸科（愛媛県松山市）では、一九九二年、愛媛・仏教と医療を考える会の発足とともに、会員たちのボランティアを得て、医療の場への仏教的癒しの導入を試みている。

①法話会

当診療所の三階は一三坪ほどの和室で、薬師如来と日光・月光の両脇仏を祀った仏間になっている。この部屋で、一九九三年二月から毎月一回（一・八月は休会）、患者たちを対象に、愛媛・仏教と医療を考える会の宗派を越えた僧侶たちによる、「健康教室心のひろば」と名付けられた法話会を開催している。法話に続いて、ボランティアたちによる踊り・歌・ゲームなどの余興もあり、毎回三〇ないし四〇人の患者たちが出席している。僧侶たちは、できるだけ高齢者などにも理解しやすいように、日常の中にテーマを求めて、工夫しながら法を説いている。一〇年が経過した今、患者たちは、この法話会を楽しみに集まるようになっている。二〇〇三年一〇月現在一〇〇回の法話会が開催されている。

②老人デイケア（通所リハビリテーション）

当診療所では一九九五年から老人デイケア（二〇〇〇年四月から、介護保険導入により通所リハビリテーションとなる）を開設している。老人デイケアは、主として痴呆と脳血管障害等の後遺症で身体障害のある高齢者を対象として、患者と診療所間を送迎し、個人々々の計画に従って理学療法、作業療法、入浴、食事などを行うもので、デイサービス、ショートステイなどと共に、在宅介護の柱のひとつである。当診療所の老人デイケアには、毎日三〇人余りの高齢者たちが通所している。

この老人デイケアのプログラムの中に、仏教的癒しの導入を試みている。以下、その主な内容である。

ⓐ朝のお勤め

デイケアは朝のお勤めで始まる。全員で「般若心経」「光明真言」を唱え、その間に職員たちが香を持って一人一人に焼香をさせる。

ⓑご詠歌

市内の真言宗の寺院の檀徒たちのご詠歌グループの指導による、月二回のご詠歌教室が開催される。

ⓒ介護の手伝い

愛媛・仏教と医療を考える会の会員による高齢者の食事、入浴などの介助。毎日二～三人のボランティアがこれに当たっている。

ⓓデイケア法話

月一回、デイケアに通う人たちを対象にした法話会を開催している。宗派を越えた僧侶たちが、高

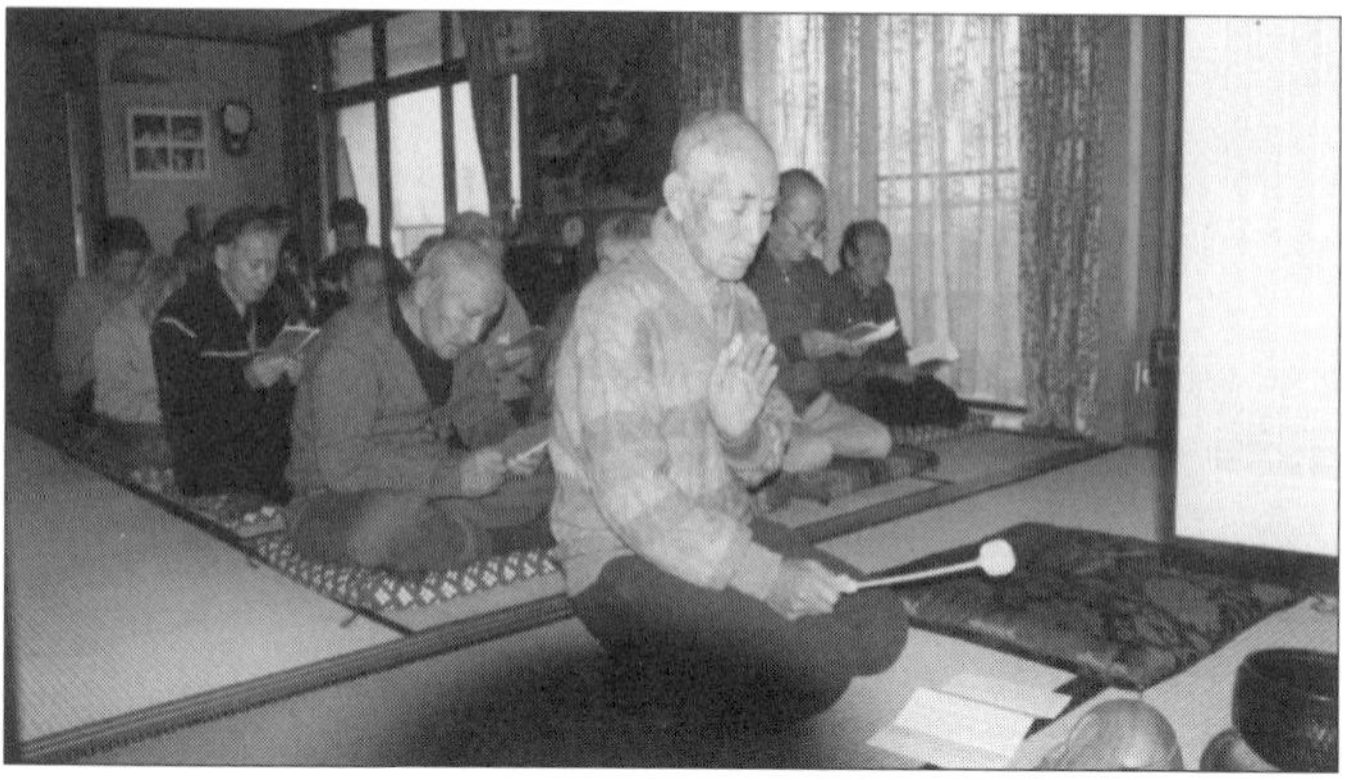

写真24　デイケア通所者の朝のお勤め風景

齢者たちが理解しやすいように日常の中にテーマを選び、また、季節に合わせた法話をしている。

ⓔ数珠繰り

デイケアの終了に際して、全員で『般若心経』を唱えながら数珠繰りを行う。手の運動は手や腕のリハビリテーションとなり、脳を刺激する。

ⓕその他

愛媛・仏医会員のボランティアによる、気功教室・紙芝居・大正琴の指導などが行われ、作業療法として、写経・写仏などもプログラムに組み込まれている。

(5)韓国のビハーラ事情

韓国では一九八〇年代後半からターミナル・ケアの実践的活動が始まった。当初から訪問ホスピスチームによる在宅ケアと、ホスピス病棟によるケアとが同時に始まった。韓国全土でホスピス病棟は約三〇カ所、訪問ホスピスチームを持つ病院は五〇カ所に及んでいる。

「韓国ビハーラ」は、一九九四年三月に曹渓宗の尼僧を中心とする会員数六八人で発足した。ソウル市東部にあるソウル中央病院は現代グループにより一九八九年に開設された。

この病院では、見学に訪れると、施設見学に先立って病院の広い会議室に案内され、総務部長がスライドを使って病院の内容を紹介してくれる。この病院の使命は医療、研究、教育と国際的活動である。建物は地下二階・地上一八階の東病棟と地下三階・地上一三階の西病棟からなり、病床数は二二〇〇床、医師九一〇人、看護師一三一五人で、職員総数四一一〇人という韓国最大級の私立病院である。CT・MRIなどの最新医療機器を備え、院内七カ所に薬局を持ち、患者の待ち時間一〇分以内という。「三時間待ちの三分診療」といわれるわが国では見られない規模とシステムを持つ病院である。

◎仏教の部屋

建物の六階には仏教・カトリック及びプロテスタントの部屋が並んで設けられており、院内に二八の霊安室と二つの葬儀会場が設けられている。かつて患者たちは、自分の宗教に合わせて個人的に宗教家を病室に呼んでいたが、この病院では患者たちのニーズに応えて各種宗教の癒しの場を院内に設けているのである。

仏教の部屋を訪れた筆者等の一行を、尼僧、事務職員、数人のボランティアの人たちがお茶のサービスで迎えてくれた。仏教の部屋は、正面に仏像を祀り、色とりどりの花で飾られた一五坪ほどの広さで、天井一杯に、患者や家族の悩みや願いを書いた短冊のような細長い紙が吊されている。

この部屋に常勤する尼僧のチー・ホン（智弘）さんによれば、「患者本人は勿論、急に病いにおちいった人や、病状の悪化した患者の家族の悩みを聞いたり、相談に乗ったりすることも大切な仕事です」という。さらに、病室に出向いて、末期がん患者などの話し相手になったり、ベッドサイド法話などを行っている。看護師によれば、患者さんが仏教徒の場合には、僧侶の病室訪問は大きい癒しと励ましになるという（写真25）。

韓国では、ソウル中央病院の他にも、ソウル大学付属病院、警察病院、三星グループの病院など、私立・国立で計七つの病院に仏教の部屋が設けられ、ビハー

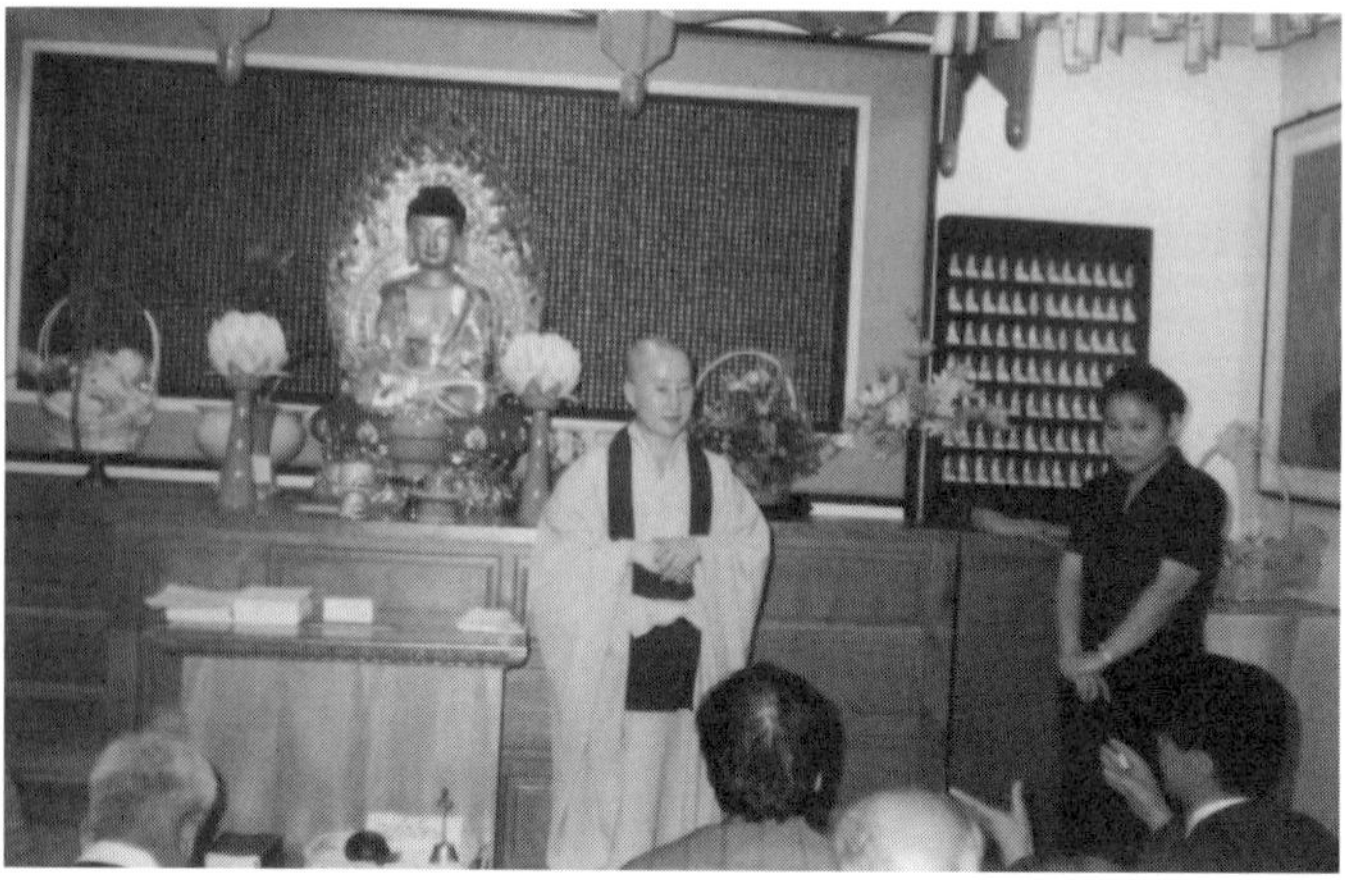

写真25　ソウル中央病院の仏教の部屋

ラ活動が行われており、仏教総合病院も計画されている。

韓国では人口の過半数はキリスト教徒で、約四〇%の人が仏教徒である。しかし、その信仰はわが国とは比較にならないほど日常生活に密着しているため、仏教者による医療の分野での積極的な活動と相まって、ビハーラ活動が始まって一〇余年であるが、非常に活発な活動が展開されている。

韓国で終末期医療の実践的活動が始まったのは一九八〇年代後半、ビハーラの会が結成されたのが一九九六年であり、いずれも私たちの国に比べて、うんとその歴史は短いのである。それにも関わらず、韓国の医療の場での仏教的活動に強い活力と熱気を感じたのはなぜだろうか。わが国には二〇〇三年三月現在、一一三の緩和ケア病棟があるが、仏教を背景にした施設は、長岡西病院のみであるのに対し、韓国では七つの施設で仏間を持ち、仏教的癒しの実践が行われている。もちろんキリスト教を背景とする病院は数々ある。

韓国の仏教徒は国民の四〇%といわれる。私たちの国では、八〇%以上の人が仏教徒であるといわれるが、大多数の人にその意識はない。しかし、彼国では、仏教が日常生活に強く密着しているために、仏教者による積極的な活動が抵抗なく受け入れられているのではないだろうか。

3　仏教とターミナルケア

⑴仏教とターミナルケア

「ターミナルケア」とは、身体疾患が悪化してこれ以上積極的な治療をしても効果が期待できず、死が避けられない患者とその家族に対して、症状の緩和と苦痛の除去を主体とするＱＯＬ（生命の質・生活の質）の向上を目指して行われる総合的な対応である。ターミナル（terminal）というのは、「終わりの、終点の、境界の」と辞書に出ている。ターミナルステージの患者は、身体的・精神的・社会的及び霊的あるいは宗教的な苦痛・苦悩を持っている。これらの人々が死を受容し、心安らかに死に対処できるように寄り添う全人的医療、医師・看護師を始め、多くの職種が関与する医療チームによる包括的な医療が求められている。

欧米キリスト教圏では、終末期医療の場では医師・看護師・ケースワーカー・チャプレンと呼ばれる病院所属の牧師などによるチーム医療が行われているが、とりわけ宗教家の果たす役割は極めて重要だとされている。

ターミナルケアに携わる者には、技術論にとどまらず、まず死の意味、死生観が問われなければならない。明確な死生観を持ち、患者の訴えを傾聴し、死の受容を助け、ケアの現場で何が問題かを把握し適切な対応を行うことが必要である。薬剤や医療機器よりも、患者のそばに人間がいることが優先する。望めば家族も医師や看護師・ボランティアの人も、いつでも傍らにいて話を聞いてくれる。話すことよりも患者の話に耳を傾けることの方が大切である。このようなアプローチによって苦痛が軽減される。人間にとって苦痛とは、自分が孤立し、自らを失うことであるからである。

近代科学の合理主義は生を至上のものとし、死を私たちから遠ざけ、輝かしい生と暗い死を対比するようになってきた。

仏教では生と死を二元的対立的に受け止めるのではなく、生と死は状態が異なるだけであって、本質的にはひとつであると考える。生死一如である。即ち、自分の命は自分にとどまらず、遺伝子として継承されて行く。自分の命から始まり、自分の命が終わるのではなくて、悠久の遙か彼方からの遺伝子の継承性の中で自分が誕生し、自分の命はずっと先に至るまで継承されて行く命なのである。「死」を見つめることにより「生」の意味を問うことができ、「生」の意味を問うことにより「死」を見つめることができる。この過程で生死一如感が自分のものとなってくる。私たちは生と死をそれぞれ個別に考察しているが、生があるから死があるのであり、死があるから生があるのであって、我々の生存は、生の中に死を、死の中に生を包括しているのである。

今後、医療、特に終末期医療の場にあっては、わが国の長い歴史の中で常に命や死と関わってきた仏教者たちの参画が必要である。そのためには、僧侶たちが常日頃から地域の人々と懐深い交流を持って、命や死を語り合い、病いの床に伏した人たちを見舞う、いわば「かかりつけ僧侶」として活動するなどの地道な日常活動が求められる。今、私たちの最大の不幸のひとつは、私たちが死ねばどこへ行くのかを説いてくれる僧侶がいないことである。

⑵在宅ホスピス

急速な高齢社会の到来、国の施策も加わって、在宅医療・在宅介護の必要性が大きくクローズアップされている。残された限りある時間を、住み慣れた家で、できるだけ自然な形で、最期まで人間らしく生きる終末期の在宅医療・在宅介護の推進が強く望まれている。疼痛などの症状がコントロールされ、自宅療養が可能となれば、退院して在宅療養に移行することが望ましく、今、ホスピスケアにおいても在宅ホスピスが重要な活動となっている。在宅医療、特に在宅ホスピスでは定期的に患家を訪問して医療、介護を実践するとともに、二四時間体制で患者の病態の急変時に対応できるチーム医療の組織化が必要である。現在、わが国の社会は都市化が進み、介護者の人手不足、相互扶助体制の欠如などがみられることがしばしばであり、このために、在宅ケアが困難となることが多いが、訪問看護の充実を図るとともにホームヘルパー制度、ボランティア活動、保健所や福祉施設の協力や在宅ケアに対する医療体制の改善などによって地域ぐるみで在宅医療・在宅介護を推進することが必要である。

日本の在宅死亡率は、一九四六年は九〇・八％であったが、一九七七年に五〇％を割り、年々減少した。厚生労働省の二〇〇一年人口動態統計によれば、癌による死亡者総数は三〇万六五八人で、病院・診療所で死亡した者が九三・二％、自宅死はわずか六％である。米国や英国では医療機関で死亡する人は五割程度にとどまっており、また、米英のナーシングホームなどに相当する介護施設で死亡する人の割合は、わが国においては米国の一〇分の一、英国の六分の一程度と低い。わが国では病院が終末期のケアの大部分を引き受けているが、病院では終末期の患者特有のニーズに対応しきれないため、ＱＯＬ（生命の質、生活の質）の観点からは満足すべき成果が必ずしも得られていない。

自宅では好きなものを好きな時間に食べられ、部屋の中を動いたり、庭に出て散歩もできる。このような環境により、体力がつき身体的苦痛が少なくなる。入院中の最後の血液検査と退院後の毎月の検査成績を比較すると、血清総蛋白、ヘモグロビンなどが上昇を示しているとのデーターもある。家庭では痛みに対して家族がすぐに対応できるから激しい痛みを訴える人の頻度も著しく減少するという（写真26）。

「愛媛・仏教と医療を考える会」では、ベッドサイド法話など病院・医院への仏教的癒し導入のための活動と共に、在宅医療、特に在宅での終末期医療の場への会員たちの訪問活動など、仏教的癒しの導入を模索している。

以下、それぞれ「愛媛・仏教と医療を考える会」で関わった在宅及び病院における終末期医療の症例である。

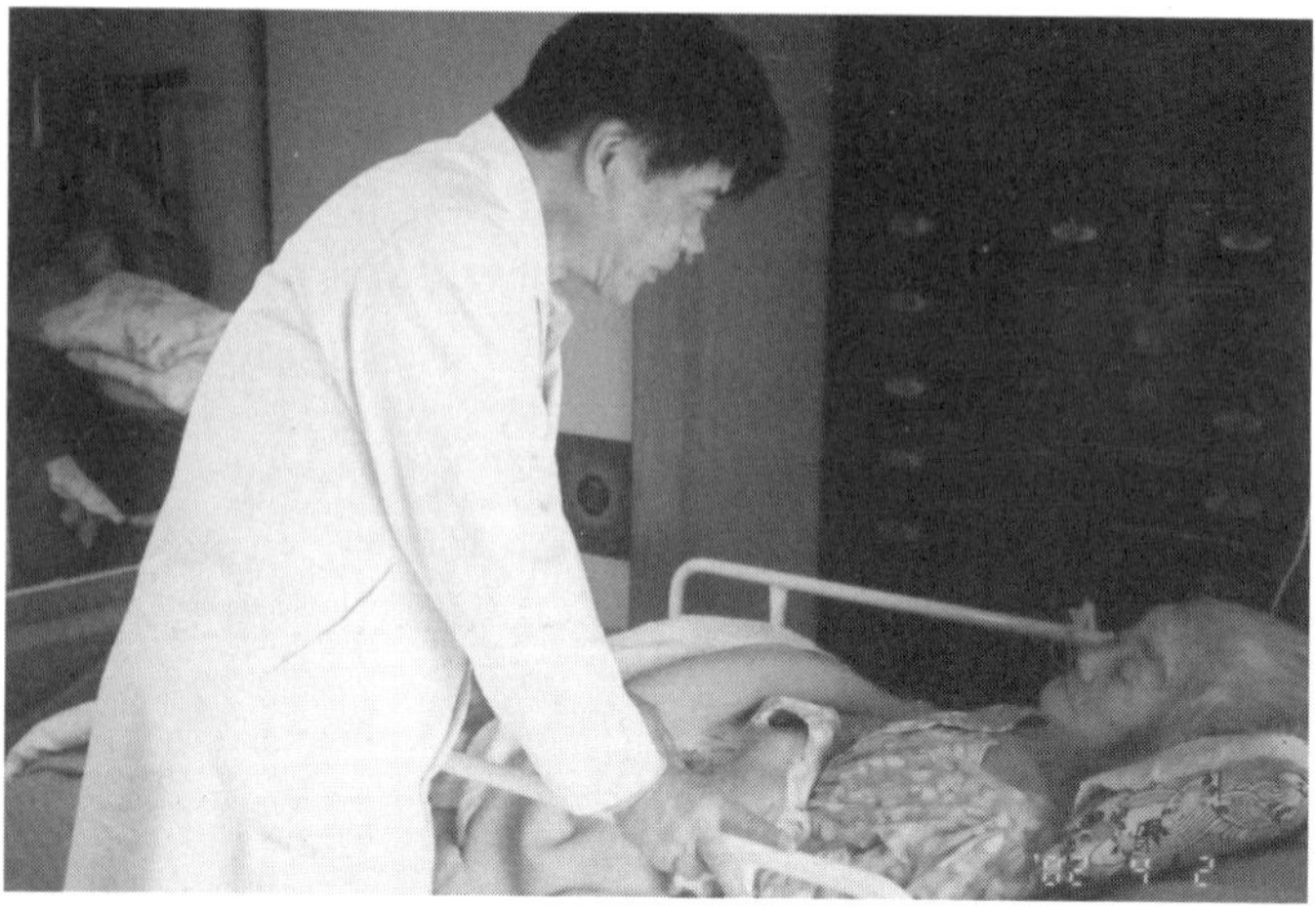

写真26　在宅ホスピスの訪問診療

〔症例二〕

Y・T氏　六二歳　男性

診断：胃がん、転移性肝臓がん、がん性腹膜炎

二〇〇〇年八月一四日、国立病院四国がんセンター内科のT医師から、Y・T氏の在宅医療に関する依頼あり。Y・T氏は、肝臓転移、がん性腹膜炎を伴う末期胃がんで、病名、予後などに関して担当医師から詳しく告知を受けており、自宅での医療を強く希望している。

腹部は腹水で大きく膨隆し、体動時の強い呼吸困難を訴えている。初診時の血液検査で、強い貧血、肝臓機能障害、腎臓機能障害を認め、腹部の強い膨満感を訴え、上腹部の鈍痛を訴えている。

早速、Y・T氏に対する在宅医療チームが組織され、患者、家族、がんセンターの担当医、訪問看護ステーションの看護師、かかりつけ医の筆者で以下のごとく診療計画を作成した。
栄養：ＩＶＨ（高カロリー輸液）
疼痛緩和：疼痛が強くなれば麻薬も使用する。
腹水採取など、できる限り患者の苦痛を緩和する。
対話：できる限り医師と患者、家族との話し合いの時間を作る。

診療スケジュール
月：かかりつけ医のテレビ電話診療。訪問看護ステーションの訪問看護。
火：かかりつけ医の訪問診療。
患者宅からテレビ電話により、患者と家族、かかりつけ医、がんセンター担当医、訪問看護ステーション看護師による多地点での話し合いで、患者の病状把握、患者、家族の希望を聞いて今後の治療方針、看護の方針など、診療の打ち合わせを行う。
水：かかりつけ医のテレビ電話診療。
木：訪問看護。かかりつけ医のテレビ電話診療。
金：かかりつけ医の訪問診療。
訪問診療に際して、患者や家族との対話の時間は、終末期の在宅医療で最も重要なものだと考えている。

「…………」

「先生はあの世があると思いますか」

「あの世があるのかないのか、私には分かりません。しかし、宗教家たちがあたかも見てきたようにあの世を説くのは間違っていると思います。だって、あの世を見てきた人はいないんでしょう。同じように、科学者があの世を真《まこと》しやかに否定するのは間違いでしょう。だって、あの世があるかないかということは心の問題でしょう。しかし、Tさんの場合、あの世があると考えて、子供のころから可愛がってもらった、最も敬愛する叔母さんとあの世で再会し、一緒に働いた仲間たちとお話できると考えれば、希望も湧くし、気分も安らいで楽しくなるのではないでしょうか」

「いつか、人間は、この世に生まれて来れば、病気をすることも、死ぬことも、避けることのできない苦だということを何かの本で読んだことがあります」

「そうですね。私たちはみんな、生まれる苦しみ、病む苦しみ、老いる苦しみ、そして死ぬ苦しみを背負わされてこの世に生まれてきているんですね。生老病死の四苦ですね。さらに愛する人と別れる苦しみ（愛別離苦）、いやな人と会う苦しみ（怨憎会苦）、欲しいものが手に入らない苦しみ（求不得苦）、形あるものは必ずなくなるという苦しみ（五陰盛苦）、これを合わせると八苦、四苦八苦ですね。これらの苦しみを乗り越える努力が私たちの人生でないでしょうか。もっとも私たち凡人は、それを乗り越えることができないから、人生は苦なんですが」

「先生とお話ししていると、少し目の前が明るくなってきたように思います」

医師から自分の病気とその状態を告知されたY・T氏は、強度の鬱状態におちいり、医師や看護師にもほとんど口をきかない状態で、精神科の医師の診療を受けながら抗鬱剤の処方を受けていた。しかし、訪問診療を重ね、対話を持つうちに、かたくなに口を閉ざしていたY・T氏が、いろいろなことを話してくれるようになった。

一八歳でNTTに就職した彼は、高知県の支社に勤務していた二〇歳の成人式の日に職場結婚をした。技術部門で三〇代、四〇代と文字通り馬車馬のごとく働き、中間管理職となった五〇代半ば、関連会社に出向した。五八歳で退職、奥さんと旅行でもして、ゆっくりと人生を楽しもうと話し合っていたとき、今回の病気になったのだという。

ぽつりぽつりと、静かな口調で話す彼の顔を見ながら、この人に対して、私たちにどんなスピリチュアルケアができるだろうか考えた。

「生きている今を少しでも輝いて、心安らいだ時間を持つことを考えましょう。奥さんとのロマンス、可愛がってもらった叔母さんのこと、仕事の仲間たちのこと、いろいろ聞かせてもらいました。これからしばらく、これまで生きてきて、最も楽しかった頃を思い出して、その日々をイメージしてみましょう」

Y・T氏は静かに目を閉じた。

二〇〇〇年一〇月八日、Y・T氏は、愛する奥さんに見守られながら、長年住み慣れた自宅で静かに六二年間の人生に幕を閉じた。がんセンターを退院してから二四日間の在宅医療であった。

〔症例二〕

H・T氏　六七歳　男性

診断：肺がん　数年来間質性肺炎の診断を受けている。地元の新聞社に記者として四〇年間勤務の後、Eテレビ局ディレクターとして活躍している。彼の制作した「愛媛・人、その風土」は七年間連続放映され、当地では高い視聴率を保った。

一九九九年六月一日、某医にて肺がんの診断を受け、E総合病院呼吸器科に紹介され、精査の結果、右肺の増殖の早い肺がんで、左肺、頸部リンパ節への転移を認めた。

本人の強い希望で、病名、予後が詳しく告知された。

化学療法により肺の陰影は一時的に少々縮小するも、七月に入り、食欲減退し、呼吸困難に対する対処が重点的に行われるようになり、八月六日、最期を迎えた。

入院中、筆者、愛媛・仏医会の僧侶たちが彼の病室をたびたび訪れて語り合った。

死の六日前、病室を訪れた際、H・T氏は静かに語っていた。

「私も若いときからずいぶんといろいろなことをやってきました。子供たちも独立し（氏には税理士をしている息子さんと、嫁いで幸せに暮らしている薬剤師の娘さんがいる）、一人前に暮らしている今、思い残すことはなにもありません」

「今回、病いを得て、さらに死を受容するわけですが、さほどの抵抗はないですね。よくよく考えてみると、ここ七年ほどの間、こうして、たびたび先生たちと、命や死について語り合い、議論し合ってきたこと、今回、仏医会の例会で僧侶たちの話を聞き、アショカの会で、がん患者や家族たちの話を聞いてきたことが随分と今の私には役に立っていると思うんです。入院してからも、仏医会の人たちがたびたびこうして話しに来てくれるんで」

常に奥さんがベッド脇に付き添い、夫の足をマッサージしたり、手を握り身体に触れながら夫の話に耳を傾けている。

その頃、地元のE新聞社ががん告知を特集・連載していた。担当の記者が、H・T氏にインタビューし、告知を受けた患者の告知後の心境などを取材していた。そして、死を眼の前に見据えた彼のやすらかさに感嘆していた。

「なんだか、自分の生が終わることが、ちょっとひと休みするという感じなんですね。あっちに行って、おーいと呼べば家内が隣りの部屋から、なーにっ？　といって顔を出すような気がするんです」

彼を病室に訪ねて、彼と対話するたびに、終末期医療の場でケアを受けるのは、患者ではなくて、ケアする医療者や看護者ではないだろうかと感じ続けたものである。

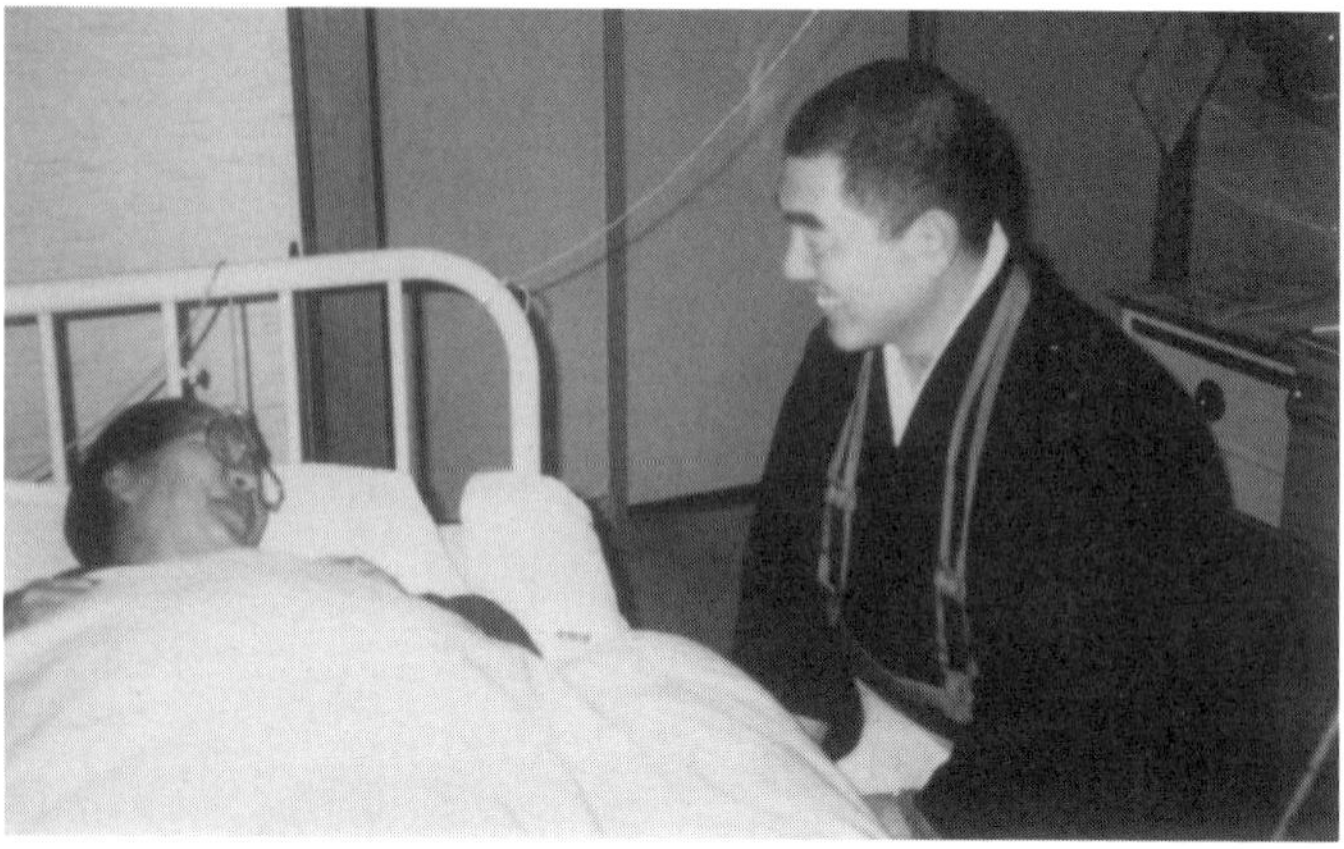
写真27　僧侶による在宅訪問

この会話を交わした六日後、一九九九年八月六日、H・T氏は、奥さん、東京から駆けつけた息子さん、娘さんに囲まれて、静かに息を引き取った。

今後、病診連携、すなわち、病院と診療所の連携による在宅医療が推進されなければならない。在宅での医療を希望する患者を基幹病院から地域の開業医に紹介し、開業医がかかりつけ医となって、基幹病院、訪問看護ステーション、ホームヘルプステーション、ボランティアなどと密な連携を計りながら在宅でのチーム医療を推進しようというものである。このチームに「愛媛・仏教と医療を考える会」の僧侶、ボランティアなどが加わって、仏教的癒しの導入を推進したい（写真27）。

(3)スピリチュアルケア

WHO（世界保健機関）は長年の検討の後に、一九九八年の理事会において健康の定義の見直しを提案し、スピリチュアル（spiritual）を加えることとした。一九四六年に世界保健機関憲章の前文として定められたＷＨＯの定義は以下のごとくである。

Health is a (dynamic) state of complete physical, mental (,spiritual) and social well-being and not merely the absence of disease or infirmity.

健康とは、身体に病気がないとか身体が弱くないというだけでなく、肉体的にも、精神的にも、社会的にも、完全によい状態のことである。

カッコ内はＷＨＯが健康の定義に追加することを提唱している形容詞である。医療現場の変遷により、保健・医療活動における総合的なアプローチ、社会、心理、さらには文化的側面が重視される今日、この二つの形容詞の追加が提起されたのである。

医療においてスピリチュアリティ（spirituality）が話題とされるのは、末期がんやＨＩＶ／ＡＩＤＳ感染症の患者に関してであったが、ここ数年では、より広範な疾患患者の治癒過程において重要な側面として考えられている。

欧米においては、一九九〇年代に入ると、「全人的痛み」に対するケアとしてスピリチュアルケア（spiritual care）の重要性がクローズアップされ、スピリチュアルの側面がさまざまな疾患に及ぼす影響が研究されて、医療・看護教育の現場でもスピリチュアルケアがカリキュラムに組み込まれている。

しかし、わが国の医療者は、スピリチュアルケアの問題は宗教家の課題と考え、医療従事者の間ではあまり検討されなかった。七割の人が特定の宗教を持たない日本人にとって、宗教的な色彩の濃いスピリチュアルケアに対しては生理的に理解することが難しいと考えられる。ＷＨＯの健康の定義の検討に先だって意見を求められた日本医師会担当常任理事は、「健康の定義にspiritualを加えることには賛成できない。スピリチュアルは多様な価値観に関連しており、また個人の主観に関わる事項のため、医学的な「健康」の概念には馴染めない」との見解を発表している（橋本信也他監修『医療の基本ＡＢＣ』、日本医師会、二〇〇〇）。

しかし、医療にスピリチュアルな問題まで視野に入れてゆくことが世界的に認められる時代になっている。患者の痛み（pain）を癒し、健康を保つことが医師の第一義的役割である以上、今後はわが国においても医療・福祉の場でspiritual well being, spiritual painに取り組まねばならない。最近になって私たちの国でもやっと「霊的ケア」などの言葉が聞かれるようになり、スピリチュアルケアが医療・福祉の課題のひとつとして、学会でもとりあげられるようになってきた。

「スピリチュアル」を日本語でどう訳せばよいか。精神の、精神的、霊的、霊魂の、超自然的な、魂の、心の、宗教的な、実存的など、個人の人格や思想・信念などの関係からさまざまな見解が示されている。さらにスピリチュアルには、「呼吸する、香を放つ、生き生きとする」というような「生きる」ことに関係する意味がある。

スピリチュアルを向上させることとは一体どういうことなのだろうか。ＷＨＯが健康の定義の見直しに関連して出した見解（一九九〇）は「スピリチュアルとは人間として生きることに関連した経験的な一側面であり、身体感覚的な現象を超越して得た体験を表す言葉である。多くの人々にとって、〝生きていること〟が持つたましい的な側面には宗教的な因子が含まれているが、〝たましい的〟は〝宗教的〟と同じ意味ではない。たましい的な因子は、身体的、心理的、社会的因子を包含した人間の〝生〟の全体像を構成する一因としてみることができ、生きている意味や目的についての関心や懸念と関わっていることが多い。特に人生の終末に近づいた人にとっては、自らを許すこと、他の人々との和解、価値の確認などと関連していることが多い」としている。

わが国では仏教思想家・鈴木大拙氏は「霊性」という言葉を使っており、これが欧米のスピリットに近いものではないかと思う。鈴木氏によれば、「霊性」を禅の大智や浄十教の大悲、キリスト教の聖霊を含めた、さらに奥深い言葉としてとらえられている。

WHOにより提案されている健康の定義を満足するためには医療に何を加えていくかが、今問われている。

①スピリチュアルペインとは

スピリットは以下のように考えられている。

肉体的器官に生命を与える存在

超自然的存在
人の精神的または心の部分
生命の力
終末期医療の場にあって、死に直面する人のスピリチュアルな問題は、しばしば生や死の意味と関係する。
人生の意味への問い
死生観に対する悩み
何が原因でこの病気になったのか
私の病気は私の罪に対する罰なのか
なぜ神はこのような痛みや苦しみをお許しになるのか
なぜこんなに痛い思いや辛い思いをしなければならないのか
従って、終末期のケアにおいては、患者のニーズを病気のもたらす身体への影響のみではなく、身体的・心理的・社会的、さらにスピリチュアルの四つの側面でとらえ、患者を一人の人間として全人的にケアする必要がある。
②スピリチュアルな問題へのアプローチ
医療に従事する人の大半は、ターミナルの患者の快適さを全体として高めるためには、スピリチュ

アルな面のやすらぎが重要であることを認識している。しかし、自分の役割については分かっていない部分が多い。スピリチュアルケアに従事するためには、まず患者のスピリチュアルなニーズに関する知識、超自然的存在の探求、自分自身の死生観、宗教するこころなどを涵養することが必要である。

コミュニケーションスキルに関しては、終末期にある人に対するスピリチュアルケアは問題の同定とその解決を第一義としない。即ち、答えを出さないこと。あくまでも患者が自分で見つけだすこと、気付きを待つことである。「癒し」とは答えを見つけることではなく、「なぜ死ぬのだろう」「今まで何をやって来たのだろう」と話し合うことである。それにより終末期にある患者の快適さ、心地良さが高まる。対話する中から自分の生きてきた意味を見出す。また、死期に近い人とケア提供者の間に、「いつかあの世で会える」という共通の意識が生まれれば、「今別れる」ことを納得する（物質的な価値観の消失から人生の意味の肯定）。

③スピリチュアルケアの実際

患者が全人的痛みを訴えているわけだから、医療もチームで関わる必要がある。

チームで討議して患者の持つ「spiritual pain」を分析・検討する。

終末期の、死を目の前にした患者たちが、自信喪失、自己嫌悪、無力感、絶望、自暴自棄になった状態を支え、励まし、残された人生をその人らしく全うできるように援助する。「こんな重症になってしまった今、私の人生にどんな意味があるのか」「私は過去にひどい罪を犯してきた。どうすればいいのか」「死んだらどうなるのか」などの苦悶が繰り返し出てきていないか、など患者の持つスピリチュアルペインを評価する。

スピリチュアルケアにあっては、まず存在することと傾聴することである。「何もできないことを知りながら、患者のそばに居続けること」（シシリー・ソンダース）が大切であり、患者に寄り添って、ゆっくりと話に耳を傾ける。この際、ケアに当たるスタッフや家族は自分の考えに固執しないこと、自分の信仰の立場を表面に出すことは厳に謹まなければならない。霊や魂のことを扱うときは、知性や教養がしっかりしていないと上滑りする。本人や家族、ケアする人たちの合意があれば、宗教家を招いて立証することもしばしば有効である。

青木信雄（二〇〇三）は、高齢者を対象とした場合に有効と思われる六つの方法をあげている。患者のそばに座ってゆっくり話を聞くことを基本として、以下のことを試みる。

・写真や思い出の品物について語ってもらう
・音楽を一緒に聴きながら感想を話し合う
・対象者に「過去の体験」や「思い出」を語ってもらう
・自然や四季のうつろいについて話し合う
・家族や親しい友人について聴く
・人生の生き方について聴く

④それぞれの霊的ケア・魂のケア

また、スピリチュアルケアに当たっては、ケアされる一人ひとりの育った自然や環境、故郷、家族、生き甲斐や社会的役割などの個別性を考慮する必要がある。

大下大円（一九九九）は、終末期患者に対するスピリチュアルケアで配慮しなければならない事項として以下のように述べている。

(一)患者と良好なコミュニケーションをはかる。

(二)患者の死生観・人生観・家族観を理解する。

(三)患者の死生観に対して共感的な態度で接する。ケアする側の理論的押しつけがあってはならない。

(四)患者の現在の死生観を通しての霊的成長を援助する。

(五)臨終にあっては、患者と家族に対して精神的ケアと宗教的作法を施す。臨終にあっては、患者の意思と家族の希望にそって精神的ケアを行う。このとき、生前の本人の意志や家族の要請によって宗教的儀式を是非行いたい。

⑤成長と成熟への関わり

終末期の患者にあっては、「苦しみ」が原動力になって、自分の内にある資質を見だし、成長、成熟、完成といった変化によって、苦しみを苦しみと感じない状況、苦しみを越えた心境になる。ケアする人の、この成長、成熟、完成に関わる行為は、もっぱら耳を傾けて聞くことである。

ケアする側もケアを受ける側も、混乱している心の状態から、やがて宇宙を取り戻し、共に大いなる宇宙とつながっていることを自覚したとき、スピリチュアルな側面が開けてくる。極限的状況にありながら生きるための力と希望を与えるもの、生死にとって絶対的価値をもつもの、それがあれば死んでもいいと思えるもの、こういったものを見出しながら、患者が成長し成熟する過程、人生を完結するためのケアがスピリチュアルケアである。

成長、成熟は自分自身が見つけるしかない。一人ひとり、全ての人が持っている自分の中にある資質を自分で発見することが大切であって、他の人が教えることも与えることもできない。誰もが持っているのに気付かずにきた自分の資質を見つけることが成長、成熟である。苦しみの果てにやっと成長、成熟、そして完成するのである。ケアする者たちは苦しむ人の側にいるということ、患者の話を「聞く」ということが大切なのである。

Rumbold（一九八九）はスピリチュアルケアにおける成熟過程を以下のごとく説明している。①苦痛を避けないで面と向かい合う。②規範的でなく、開放的で柔軟性があり、かつ信じる力がある。③自分に降りかかった事態を乗り越え、環境によらず内面の自分を見つけ、残された人生の価値をみつける、残された人生の量より質に焦点を当てることができる。人生の思い出を振り返ることより、生きるにしても死ぬにしても、明快で、その人なりの希望にいたる。

今後、わが国においても医療・福祉の場におけるスピリチュアルケアに関しての具体的な取り組みが広がり、社会的に認知され、正当に評価されることが望まれる。

人は死を目の前にして宗教的になるという。生きることに意味を与え、死の恐怖さえ消し去ることができるのが宗教である。わが国における宗教家のスピリチュアルケアへの参画が待たれる。

(4)ケアワーカー専門僧侶の養成

岐阜県、大自然に囲まれた北アルプスの飛騨・千光寺住職の大下大円氏らは、「ビハーラ飛騨」において、飛騨高山市を中心に有志で定期的に生命倫理や死、高齢化の問題などを学習してきた。参加者は僧侶（超宗派）、医師、看護師、薬剤師、保健師、福祉関係者、教育関係者、主婦、芸術家、学生などで一〇年間に七〇回以上の公開学習会を重ねてきた。

現在、大下氏は内科・整形外科の二つの医院のスピリチュアルケアワーカー（臨床心理相談員）を努め、医師・看護師・僧侶の三者で患者さんそれぞれのケアのあり方を議論し、音楽療法なども取り入れながらケアに当たっている。医師の意見が絶対ということではなく、多方面からみて意見を出し合い、ケアプランを練りあげてゆくのである。これら臨床経験から得た数々の臨床例を発表しながらベッドサイドのボランティア活動を推進している。

◎寺院での仏教的ケア

大下氏は自分の寺院で多くの医療者や福祉関係者の持つ、身体的、心理的、燃えつきなどのストレスを緩和する目的で、終末期患者や家族の心を正しく理解し、心の交流をはかって精神的な抑圧を少なくすることを目的として、「QOLリフレッシュセミナー」を開設している。

対象は医療や福祉の現場で働く医師・看護師・介護士・ヘルパーなどで、自分の命の行方を体験的に学習する「スピリチュアルケア・セッション」と名付け、一泊二日、約一五時間のプログラムを展開している。医師や看護師あるいは家族等が、終末期の患者の精神的援助の重要性は理解していても、「個の死生観」を確立するために理論的理解よりも体験的な学習を重視したものである。

研修は「人間対人間の関係」を具体的なコミュニケーションスキルを用いて、終末期の心理状態を想定したロールプレイ（役割演技）、援助技術、仏教的な瞑想、内観、リラクゼーション、森林浴、音楽療法をベースとして、近代の人間関係論などを応用したプログラムを展開している。各々二ないし三時間のセッションを組み合わせて、臨終、臨終体験をイメージするロールプレイが中心である。

◎研修プログラム

①いのちを語るセッション

参加者が円陣に座り、自由に命に対する自分の考えをケア論をもとに理論的に語り合う。

②いのちを感じるセッション

二人がペアになって、患者とケアする側という役割を持ってロールプレイをする。ケアする人は患者の手を握り、死にゆく不安な心理について質問事項を中心に、言葉がけにより関わりを深めてゆく。

③いのちをみつめるセッション

夜の暗闇を小さなローソクを一本持って、一人で一〇〇メートル先の寺院の本堂までの長い回廊を歩く。明るい現世から死という不安な暗闇に飛び出し、死後の世界をさまよう。四九日の葛藤と祈りの道程を過ぎると、灯明《とうみょう》によって明るく照らされた極楽浄土の本堂にたどり着く。そこでは、仏の使者や先になくなった家族や親しい友人が待っている。現世から来世へと移行するもう一人の自分の生命体に気付くというシミュレーションである。

④いのちを分かち合うセッション

本堂内での死の瞑想がメインの研修となる。静寂の空気を感じながら、暗闇で手をつないだり、離れた場所での他者とのつながりと信頼を感じ取るトレーニングによって、自己の内的生命を実感していく。

⑤いのちを高めるセッション

再び参加者が円陣になって座り、自分の生きがい論をもとに話し合いをする。他者の思いを自然体で聞くという素直な自分が現出する。素直な心で他者の話を聞き、素直な心で自分の思いを語る。そこに新たな命を感じる。

⑥いのちを味わうセッション

研修を振り返り、瞑想的な心境で自己を見つめ、「自分のいのち、他者のいのち」に出会う。

セミナー参加者の多くが、頭で考える死生観ではなくて、体験的なイメージトレーニングを学習することによって、限定的生命観から、継続的・連続的な死生観を見出していく。

一九九四年から始まったこのセミナーは、毎回五人から一五人の少人数によるセミナーで、二〇〇三年九月までに二二回実施され、参加総数は一八〇人を数えている。

セミナー修了者から以下のような感想が寄せられている。

「今まで死と向き合っていない自分を発見した」
「終末期の患者さんの手をしっかり握ってあげたい」
「今までイメージできなかった死の世界への旅立ちがわかってきた」
「死後も魂が続いてゆく、またつながっているということで自分自身が安心感を持った」
「死を目前にした人にもお互いに伝え合えるものがあることを体験的に理解できた」
……………

セミナー参加者の多くは、研修以前に抱いていた死にたいする恐怖が研修後には減少し、死を肯定的に受けとめようとするように変化しているという。

寺院を活用したこのような研修は、医療・看護に携わる人の死生観に教育的効果を与え、心理面や、スピリチュアルな面を体験的に理解していく教育や研修が、各地で展開されることを願いたい。

◎心の相談員、スピリチュアルケアワーカー養成講習会

これら多年の経験から大下氏らは、臨床医学、福祉の場で活躍する僧侶養成のための講習が必要であることを痛感し、自らが委員を務める社会福祉委員会を通して高野山真言宗に働きかけて、現代社会の心の課題を広く学習し、医療、福祉の場で心のケアに関する活動ができる専門員を養成することを目的とした専門僧侶養成講座が二〇〇二年から、高野山真言宗主催で開設された。

臨床場面では、医療や福祉の他のスタッフと歩調を合わせての、効果的な実習が望まれる。多様な医療・福祉の現代的課題学習に加えて、心の機能についての専門的な知識や実践の援助スキル（技術）、カウンセリング能力、コーディネーション能力などが欠かせない。

講習会は、「心の相談員養成学習会」と「スピリチュアルケアワーカー養成講習会」の二段階の養成過程からなっている。「心の相談員養成学習会」の目標は「寺院内でカウンセリング活動（ひきこもり、不登校など）ができる能力を養成すること」とされ、「スピリチュアルケアワーカー養成講習会」は、その目標に「病院や福祉施設、学校などで、スピリチュアルケアができる能力を養成すること」とされている。

「心の相談員養成学習会」の受講科目はカウンセリング理論、演習（心理テスト）、ケースカンファランス、ワークショップ展開、集団心理療法、臨床心理学理論、現代社会福祉論、密教福祉理論、ケアマネジメント論、ボランティア論、ＮＰＯ論、代替療法、リラクゼーション、音楽療法、アロマテラ

ピー、精神保健（老人終末期）、ホスピス・ビハーラ論、仏教学、密教学、瞑想研修、自然療法（森林、海洋セラピー）、臨床ロールプレイ、宗教援助技術（宗教カウンセリング）、医療福祉施設実習（介護・看護・児童実習など）などで、六〇時間、講習時間は一二〇時間となっている。

◎スピリチュアルケアワーカー養成講習会

この講習会の受講科目は、臨床心理学理論、演習、コーディネーター論、（NPOと組織マネージメント、ネットワーク活用論）、スピリチュアルケア論（総論―日本人の死生観）、看護学的スピリチュアルケア論、医療的スピリチュアルケア論、キリスト教的スピリチュアルケア論、仏教的スピリチュアルケア論、密教的スピリチュアルケア論、臨床ケア実習（集団心理療法―医療系、福祉系）、社会活動（学校、地域活動、社会教育、臨床実習）などである。

布教やご詠歌などの宗教的視点からの実践的研修や人材育成は行われてきたが、上記のような社会的実践家を宗教界が養成するという動きは、これまでほとんど見られなかったものである。

大下氏はいう。「これから課題の山積する医療や福祉、あるいは教育などの分野にも、宗教や精神世界を熟知し、課題に積極的に取り組む僧侶が求められる。そして、全国の仏教寺院が、地域社会や組織と連携し、若者から年配の人までが集える『いこいの場』になることを願っている」

わが国の仏教が果たす役割は、これからが正念場である。

⑸プラバートナムプ寺——タイのエイズ・ホスピスの寺——

バンコクから北へバスで三時間余り、古い都、アユタヤを過ぎて、さらに北に向かって走ると、ロッブリーという小さな町に着く。この町のはずれ、東の山沿いに広大な敷地を持つプラバートナムプ寺という、エイズ患者専門のホスピスを開設している寺院がある。まわりにはマンゴーの木が茂り広大なトウモロコシ畑が広がっている。

この寺の住職は四八歳（一九五五年生）のアランコット・チカパーニョ師。タイのエリートコースを順調に進んできた。カセトサート大学工学部卒業後、一九七九年、オーストラリアに大学院留学して修士号を取得し、一九八四年に文化省に入省した。僧侶になったのは一九九〇年、彼が三五歳のときであった。

仏門に入った彼が派遣されたのが、当時はまだ小さい丘の上の小さな寺院に過ぎなかったプラバートナムプ寺であった。アランコット師は、その頃病院で見学した、家族や友人たちから見捨てられ、社会から排除されたまま、看取る者もなく寂しく死んでゆくエイズ患者の現状に強い衝撃を受け、タイで最初のエイズ・ホスピスの設立を決意して、一九九二年、エイズを対象としたホスピスを寺の敷地内に開設した。アランコット師の卓越した運営手腕によって、僅か七年の間に八床から四〇〇床に規模を大きくしてきた。もちろんアランコット師の「エイズ患者の痛みをできるだけ取り除き、安らぎのうちに死を迎えさせる」という理念が、タイの人々に受け入れられ支持されてきたからであろう。

敷地内には山の中腹に映える朱色の本堂などの寺の建物をはじめ、一般患者用の四〇〇棟ほどのコテージ、重症患者病棟、葬儀場、火葬場（最新式の米国製焼却炉）、運動場、木工品製造場などがあり、缶ジュースや果物などを売る小さな売店の前の木陰では談笑している患者たちの姿が見られた。

現在ここで四〇〇人あまりのエイズ患者が暮らしている。

敷地の一角にある重症患者病棟には四〇人の重症患者が入院していた。病床は二〇〇床に拡大する計画だという。あばらの浮いた胸、枯れ枝のように痩せ細った腕や脚、焦げついたように黒ずんだ皮膚、鼻からチューブで酸素を吸っている人、点滴を受けている者、みんな力一杯懸命に生きている。近づいて声をかけると、胸の前で手を合わせて会釈合掌し、手を握ると懸命に笑顔を作ってくれた。何人かの人に写真撮影を依頼したが、全員快く承知してくれ、あわてて上着を着てポーズを取る人もあった。

プラバートナムプ寺は事務スタッフ三〇人程、僧侶一〇余人、ボランティア約三〇人（患者を含む）、看護師二人、看護補助員七人によって運営されている。患者たちの一日は朝のお祈りで始まり、瞑想をする。午後になると、ボランティアたちは薬草を塗ったマッサージ、清拭、おしめの交換、食事の介助などに汗を流している。僧侶が「気分はどうですか」「痛いですか」と声をかけながらそっと胸や腹を触っている。地元の病院との連携で医学的治療も受けられる。

毎日重症患者が死んでゆく。毎日平均一人が死ぬという。「一日に五人、六人と死ぬこともあります」と看護師がいう。遺体は布で覆われ、数片の赤い花が手の平に置かれ、ココナツのジュースがかけられて、僧侶が銀の水差しで手の平に水をかけ、死を確かなものにするのだという。アメリカ製の最新式火葬炉は、使用されない日はないという。

案内された食堂（じきどう）の二階には、遺族に引き取りを拒否された遺体が、白い布に包まれて山のように積み上げられ、側に小さな仏像が祀られている。

現在ホスピスの運営は、タイ政府の労働福祉局からの支援も若干あるが、大半は民間からの寄付に依存している。しかも、そのほとんどが国内企業や財団などからの大口の寄付によっており、海外からの寄付は一割程度にしか過ぎないという。患者の医療費・食費などはすべて無料。全国から家庭や病院で看護を受けられない患者を優先して受け入れている。「寄付が続く限り、患者の負担は無料です」とアランコット師はいう。

施設を運営し、拡大させてゆくための予算は、急激に増大し、月約一五〇バーツ（四五〇万円）にもなっている。この施設規模と同時に拡大し続けている予算の調達方法が、今後のプラバートナムプ寺の方向を決めることになるだろう。この寺の受け入れ態勢は、土地の広さからしても、スタッフの人数からしても、限界になりつつある。しかし、一方で入院希望者はうなぎ登りに増え続けており、今も一万人もの人が入院を待っている状況にある。

アランコット師は、新たなプロジェクトを計画している。それは、エイズに限らず、孤児や障害者、身よりのない老人など、社会的弱者が共同して生活する町を建設することである。

死を目の前に見据えて生きているはずなのに、プラバートナムプ寺院はとても過ごしやすい、柔らかさを持っているように感じる。開き直りなのか、タイ人の人柄なのか。しかし、少なくともこの穏やかさ、柔らかさは表面だけのものではない。なぜこのような環境で、このようにリラックスできているのか。死自体が、それほど悲惨でも、荘厳でもなく、ただ静かに息を引き取ってゆくのであろう。

プラバートナムプ寺は、死を待っている人たちが一緒に生活するコミュニティである。ここに住む患者さんたちは、社会から拒否されて、そして、ほとんどの場合は、家族からさえ拒否されて、このお寺に来ているのである。トラックに乗せられて捨てられていく患者もいるという。ここで最期を迎えようとしている患者たちのやすらいだ顔は、エイズを治療しようとするのではなくて、患者がエイズを受け入れられるように説かれているのであろう。そしてここでは、「やすらぎ」とは完全な医療でもなく、看護でもなくて、とにかく傍らにいてあげること、話しかけること、触れることなのである。

タイでは、家族のケアがなんらかの理由で難しい高齢者や末期患者を、寺院で引き取ってターミナルケアをほどこすという伝統がある。プラバートナムプ寺には、末期患者と僧侶の間で仏教の教えを媒介にした深い信頼関係が息づいている。エイズという今世紀が生み出した最強の病いに立ち向かう仏教者は、深い悲しみを背負う患者と共に生き、その命に寄り添っている。そして、そっと話しかけ

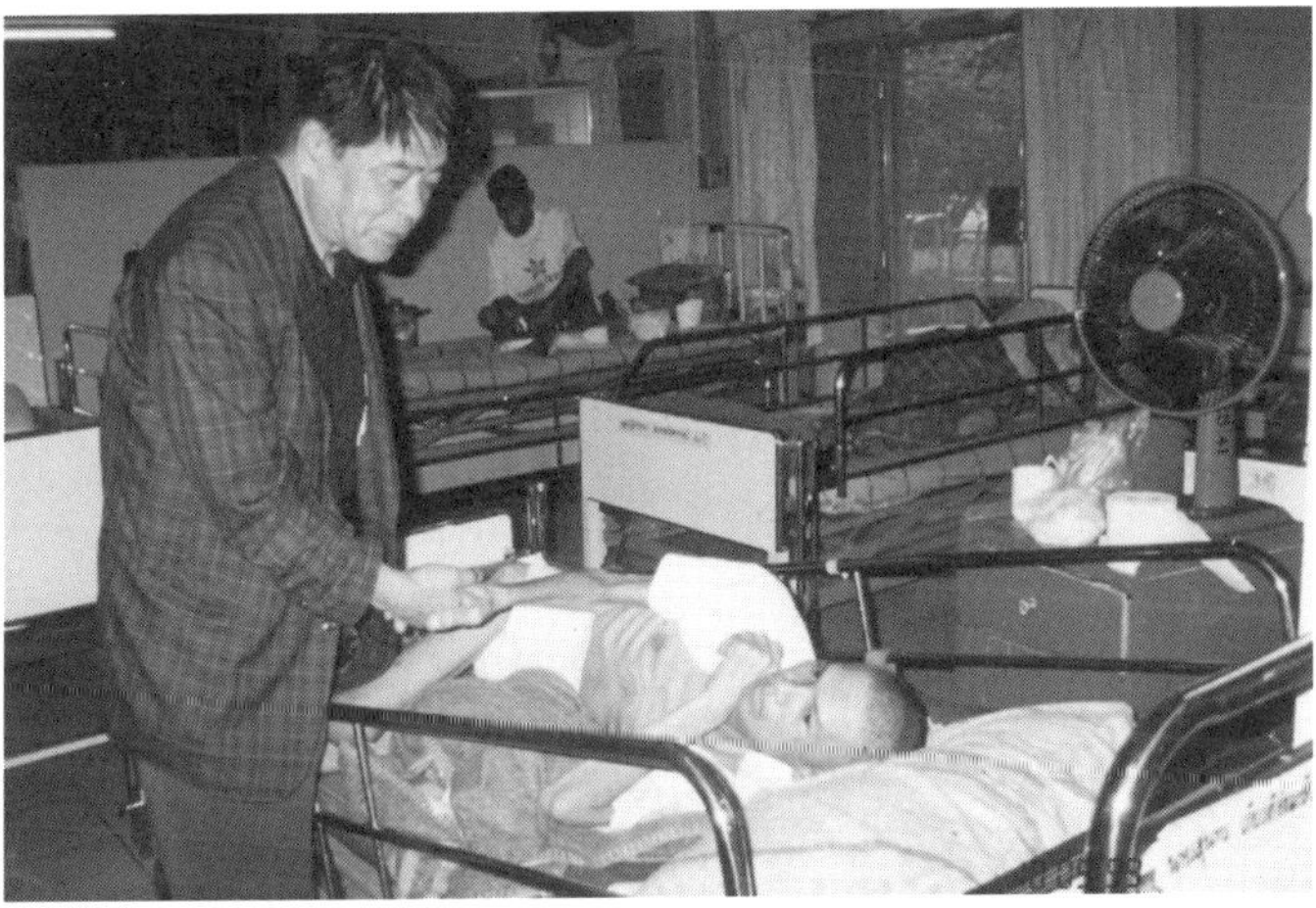

写真28　プラバートナンプー寺の重症病棟

る。

「人生は苦しみに満ちている。それは、あなたが物事に執着するからです。それは、あなたが何かを手にしたいとしても、それは必ず失われるでしょう。永遠にこの世にとどまるものなどないのです。家族とも、財産とも、いつかは別れを告げなければなりません。それが生きる苦しみのもとであり、こうしたものを集めれば集めるほど、苦しみは増大してゆくでしょう」

「苦しみから解放されたければ、物事に執着することをやめなさい。そしてもし、あなたが命に執着することをやめることができたとすれば、あなたは死の苦しみからも解放されることになるでしょう」

夜の祈りの時間には、みんな幸せだった頃を思い出すようにいわれている。「今までの人生で一番幸せだった頃を思い出すのです。そして、死は誰もが迎えなければならないもの、決して恐れてはならないと教えられます。幸せな思い出が、患者に死を受け入れさせる」と。

プラバートナムプ寺の患者たちは、目の前に死を見つめている。しかし、ここでは、言葉に表せないような、安らぎのようなものがある。それは、どこから来るものだろうか。僧侶たちは難しい法を説くわけではない。ただそっと患者たちの側に寄り添って、患者たちの話に耳を傾けている。優しく身体に触れている。そして、患者たちは自分で成長、成熟、完成して死を受け入れてゆくのだろう。僧侶や看護師・ボランティアたちによる癒し、まさしく仏教によるスピリチュアルケアの実践がここにある（写真28）。

4　「臨終行儀」

(1)源信の「臨終行儀」

人間にとって死は何人も決して避けることのできない事実であり、しかも、人生最大にして究極のテーマである。最近、医療の場において、ターミナルケア、死の迎え方が改めて問われているが、わが国では古くから、生命の終わろうとする瞬間、臨終前後の患者への対応が重視され、その具体的な方法が模索されている。

わが国の仏教の歴史における看死の実践（実行）は、平安末期より盛んになってきた「臨終行儀」の中に見られる。日本浄土教の先覚者である恵心僧都源信（九四二〜一〇一七）の『往生要集』の中の「臨終行儀」や、その実践としての二十五三昧会の結縁《けちえん》は、ターミナルケアのあり方が問われる今、医療に従事する私たちに多くの学ぶべき内容を示すものである。その原形は、中国浄土教者善導（六一三〜六八一）の「観念法門」および「臨終正念訣」にあり、それが日本における「臨終行儀」の潮流となっている。

また、新義真言宗の祖である覚鑁（一〇九五〜一一四三）の「一期大要秘密集」や、貞慶（一一五五〜一二一三）の「臨終之用心」など、浄土系以外にも、禅系・日蓮系などそれぞれの宗派で看死の実践がみられる。

これらの資料に見られる特徴は、病人とその看護人（善知識・家族）との間柄における状況がきわめて具体的に述べられているということである。

寛和二年（九八六）五月、源信によって首楞厳院二十五三昧会が企てられる。この三昧会は横川首楞厳院で毎月十五日に行われ、未《ひつじ》の刻（午後二時）に参集して、申《さる》の刻（午後四時）から『法華経』の講義をはじめ、酉《とり》の刻（午後六時）終わりから翌朝にかけて夜を徹して不断念仏を誦するものであった。彼らは往生を期して固い団結に支えられ、重病におちいれば互いに看病し合い、臨終のときには別室に移して最期の念仏を助け、共同墓地に葬って追善につとめた。

『往生要集』には、念仏作法と共に臨終時に往生者をめぐって行われる作法が記されている。祇園精舎を例に引いて、病人を無常院に移し仏像と結んだ五色の幡（いと・はた）を握らせること、往生人を西面させて阿弥陀仏に対し、唱念を相続させ、同士も集まって互いに励まし合い、あるいは往生の証拠を確認させるなどのことが示されている。この「臨終行儀」の作法は、のちに二十五三昧会において見事に実践に移されたのである。

『往生要集』によって源信は、中国浄土教理論を積極的に導入し、極楽往生にとっては念仏が基本であることを示した。これが後年の法然・親鸞らによる浄土信仰の飛躍的展開につながっていった点でも、極めて重要な意味をもつものといえよう。

(2)『往生要集』

源信の『往生要集』では、臨終の行儀としてまず行事を説明し、次に勧念を説明する。行事とは、「四分律抄」（巻下四）の看病と葬送の篇に「中国本伝」を引用して次のように説明されている。

祇園精舎の北西の角、太陽の沈む方向に無常院という建物をつくった。もし病人がいたらその中に休ませ、寝かせた。およそ貪《むさぼ》りの心を生ずるもの、僧房の中の衣服や食器類、あるいはさまざまな道具を見ると執着を生じるので、別の場所に移させる。この堂を無常院と名づけ、来る者は極めて多いが、帰っていく者は一、二人である。病いになり、無常院に入るということによって、専心に法を念ずるのである。堂の中に仏像を安置し、その仏像は金箔を塗り顔面を西方に向ける。その像の右手は挙げ、左手に五色の幡を繋ぐ。そして、病者を安心させるために仏像の後ろに寝かせ、右手に幡の先を握らせて、仏に従って浄土に往く思いを起こさせる。看病人は香をたき、花をまいて、病者を荘厳する。大小便・嘔吐・唾を吐くようなことがあれば、そのつどこれを除く。

観念については善導和尚の「観念法門」を引用する。

浄土往生を願って修業している者たちよ、病気であろうがなかろうが、生命の終わると思われるときには、もっぱら念仏三昧によって、身一切を傾注して次のようにしなさい。つまり、顔を西（方浄土）に向けてひたすら阿弥陀仏を思い浮かべるように努力せよ。そして雑念を交えないで途切れることなくただ念仏して、必ず浄土往生するという証としての、ハスの花に乗った多くの聖者方が浄土に迎えとってくださる姿を想起しなさい。

病人は、聖者方の出迎えの様子を見たならば、看病してくれている人に対して、そのことを説明しなさい。看病人はその説明をありのままに記録しなさい。また、病人が説明できないときは、看病人はどのような様子が見えたかを必ず聞き出しなさい。そのとき、病人が罪の報いを受けて苦しむ姿が見えたといえば、看病人はすぐに病人のために念仏して、一緒になって犯した罪を懺悔し、必ずその罪を滅するようにせよ。罪を滅することができて、ハスの花に乗った聖者方が目の当たりに現れたならば、そのことをメモすること。

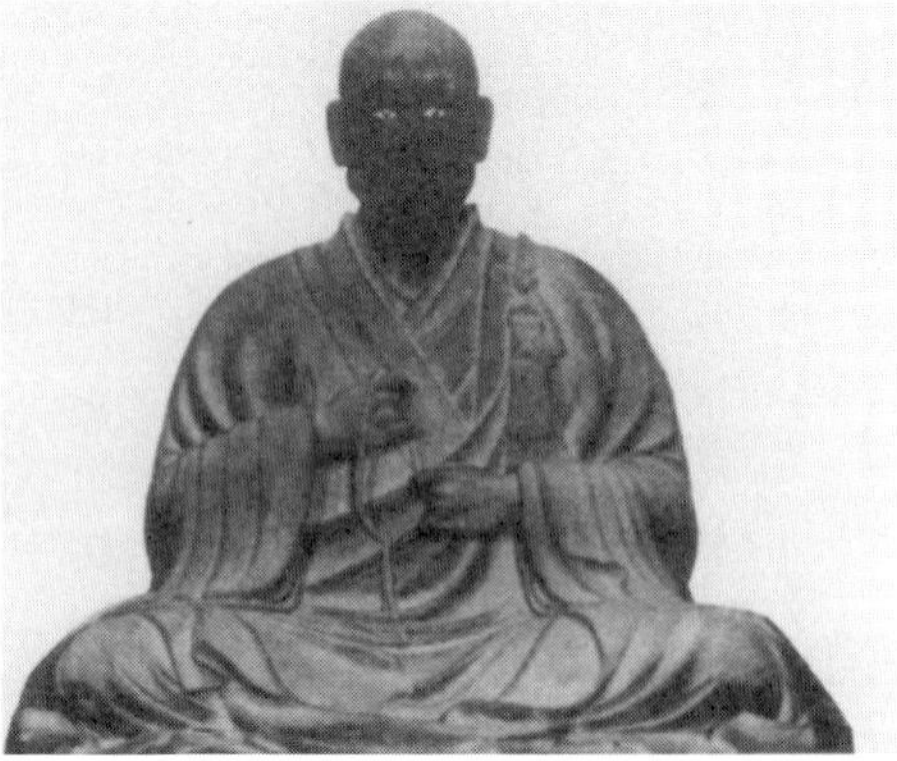

図29　源信像

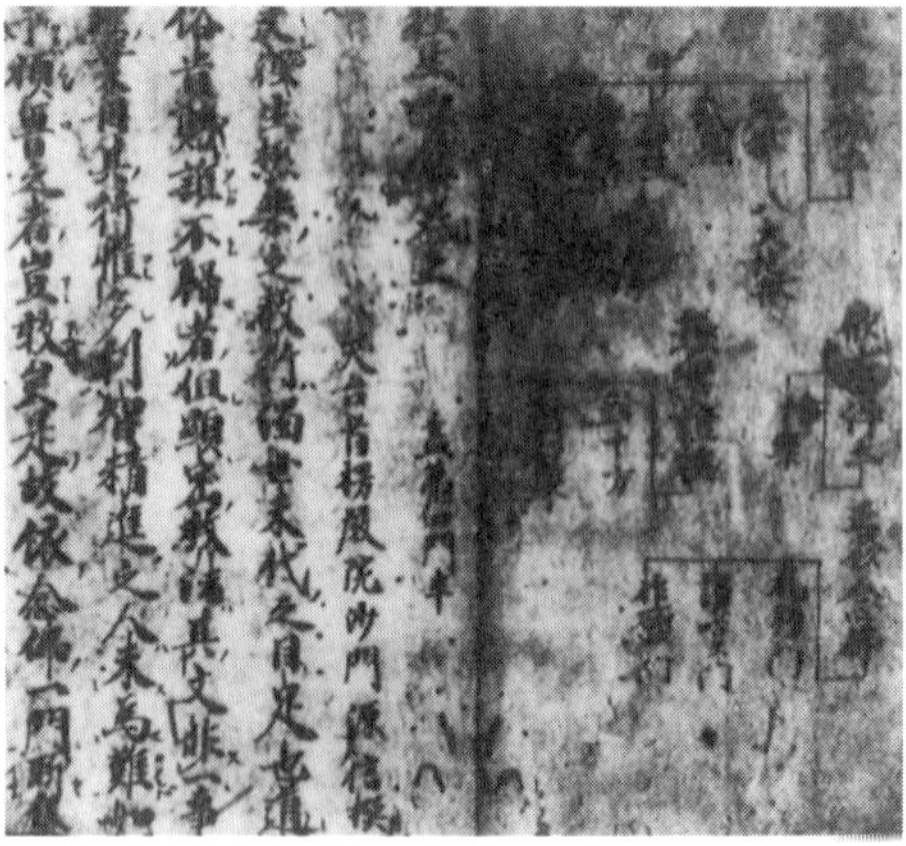

図30　『往生要集』巻上

また、浄土往生を願う親戚や身近かな親族がきて看病するとしても、酒を飲んでいる人、肉や五辛を食べている人は避けなさい。このような人が病人に近づけば、病人は正しい心を失ない、鬼神がやってきて病人の心を乱し、結果として狂死して三悪道（地獄・餓鬼・畜生）に落ちるであろう。

願わくは行者たちよ、自ら慎ましくしかも積極的に仏教を信じて大切にして、同じように仏に出会う因縁を結ぶようにせよ。

横川首楞厳院二十五三昧起請（『浄土宗全集』続一五巻による）

一、毎月十五日をもって不断念仏を修すべきこと。

十五日は六斎日の一つで満月の日、この日の念仏読経は往生の業となる。未刻（午後二時頃）に集合、申刻（午後四時頃）に読経、回向、起請文をよむ、酉刻終わり（午後七時）に念仏を始めて辰刻（午前七時）初めに結願、一同で十二巻の経を読み、二千遍の仏号をとなえ、経一巻ごとに回向と、百八回の念仏、のちに五体投地に礼拝を行う。

一、毎月十五日正午以後は念仏し、その前は『法華経』を講ずべきこと。

凡夫は三身足の仏を見れず、八音具足の仏の声も聞けず、五欲に縛られて解脱できないので、『法華経』を、念仏を称する前に講じてもらい、実相の理を悟れるようにしてもらう。

一、十五日の夜には、参加者の中より、順番に仏前に燈明を捧げ供えるべきこと。

毎月一人ずつ順番に誠を尽くしてお供えをする。

一、光明真言によって加持を行った土砂で、死者の遺骸を埋めるべきこと。

二十五三昧会に結縁参加した人の中から死者が出たときは、埋葬するときには光明真言（その威力によって苦悩の身を脱して安楽国の蓮華座上に生まれることができるとされる真言）で加持した土砂で、その遺骸を埋める。

一、二十五三昧会に結縁参加した人々は、お互い永く父母兄弟のような思いをなすべきこと。

父母兄弟の契りを結び、父母には孝養、兄弟には友愛の誠を捧げ、生前共に愛し合い、死後は共に真如の世界へ到達するためである。

一、二十五三昧会に結縁参加した人々は、発願ののち各々が身・口・意の三業を護るべきこと。

それぞれ身・口・意の三業を護るように努力しなければならない。十悪業は一つも侵すべきでない。

一、二十五三昧会に結縁参加した人々の中で、病者が出たときに用心致すべきこと。

我々が病気になったら、それぞれ親しい人に病気になったことを告げる。病いが重く、厳しい状況になったら、看病人に次のことをたのむ。「私はすでに重病で確実に死んでゆく。あなたは私のふだん思っている、仏法を興そうという誓い、罪を懺悔したいという善心、父母孝養の忠誠心、布施の心などをすみやかに成し遂げてください。あなたが思うところがあれば、それを私に話してほしい。また、命終わるまで世間のどうでもよい話は聞かせないでください。私を清らかな悟りの世界に往生させてほしい。だから看病の人は声を出して念仏をあげてほしいのである」と。

一、二十五三昧会に結縁参加した人々の中に病人がでた時には、順番にしかもお互いに看病して、訪れ見舞うこと。

病人を父母に仕える気持ちで看病する。二人が宿直し、二日を一区切りとする。常に念仏を唱え、往生を勧める。自身をいさめて、はげまして、看病し、怠けてはいけない。もとより寝てはいけない。

一、房舎（建物）を一つ建てて、往生院と呼び、病者を移し置くべきこと。

建物は祇園精舎の無常院に風儀を伝えるものであってほしい。我々仲間は力を合わせて一つの草庵を建てて、その中に阿弥陀如来を安置し、我々みなの終焉のところとしようではないか。仏像を西に向けて安置し、病人をその後ろに従わせ、仏像の左手に五色の幡を繋ぎ、その幡の端を病者の右手に握らせて、まさに仏に従って浄土に往生するという思いにさせるのである。焼香や散華は病人を荘厳し、食事の味付けや選択は病者を養うための心遣いである。さらに、一つの棺桶を用意して火葬（荼毘）の準備としておく。

一、前もって景勝の地を確保して「安養廟」と名づけ、率塔婆一基を建てて、皆の墓所とすべし。大法師を招請して、その場所を決め、印を結んで分地して、さらに真言を唱えてその場所を鎮めなければならない。我々の間に死者がでたときは、三日を過ぎないうちに、日の善悪を論ずることなく、この廟所に葬らなければならない。

一、二十五三昧会に結縁参加した人たちの中に死者がでたときには葬儀を行い念仏すべきこと。

我々仲間は悉く集まって「安養廟」にゆき、念仏を修して、死者を浄土に導かねばならない。念仏の後で五体投地し、各々が尊号を唱えて極楽往生できるように引導しなければならない。そして、阿弥陀如来、観音菩薩、勢至菩薩に対して、七日の内にその往生の場所を示してくださるように、乞い願う。

一、起請（取り決め）に従わず、懈怠する人を我々の仲間内よりはずすべきこと。

念仏読経を三度怠り、また病人の看病や葬儀に参会することを一度たりとも怠った人は、仲の良い兄弟が別れるような悲しみを共にする資格のないものであるから除外する。

(3)グループホームと仏教的癒し

グループホーム・ルンビニー（痴呆対応型共同生活事業所・愛媛県松山市）は二〇〇二年二月一日に開設された（写真31）。

ここでは、開設から二年間のグループホーム・ルンビニーにおける仏教的癒し導入の試み、特に本ホームで初めて行われた「臨終行儀」に関して報告する。

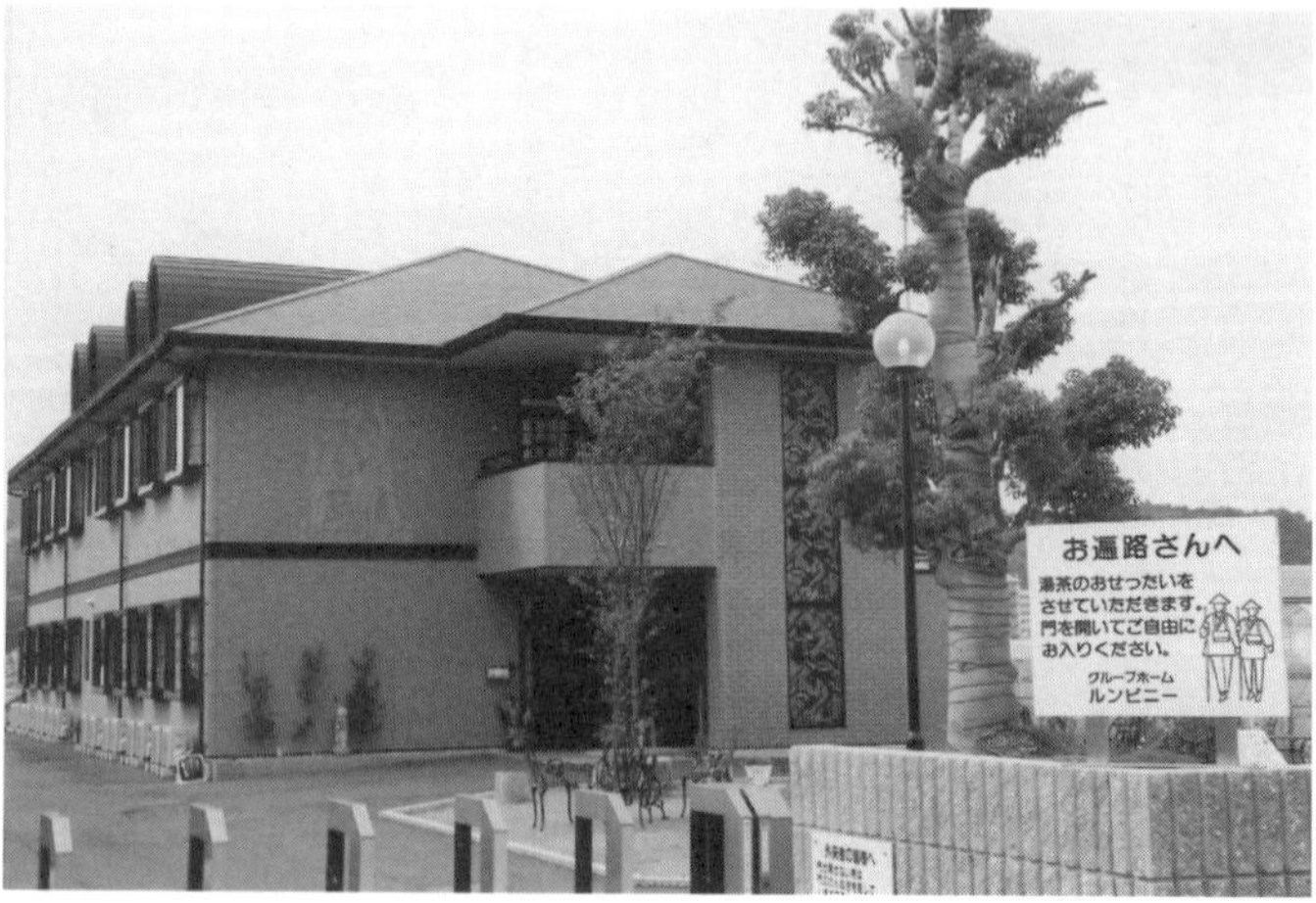
お遍路さんへ
湯茶のおせったいを
させていただきます。
門を開いてご自由に
お入りください。
グループホーム
ルンビニー

写真31　グループホーム・ルンビニー（愛媛県松山市）

◎グループホームとは

痴呆の人たちのグループホームとは、「家庭的な雰囲気を保てるように設計されたこぢんまりとした住まい空間において、少人数の痴呆の入居者がワーカーのケアを受けながら共に暮らし、寛《くつろ》ぐことで、現実的に可能な限りの自立生活の維持をめざす新しいケアの形態である」。介護保険法（第七条一五項）では「痴呆対応型共同生活介護」として、「要介護者であって痴呆の状態にあるもの（当該痴呆に伴って著しい精神症状を呈する者及び当該痴呆に伴って著しい行動異常があるもの並びにその者の痴呆の原因となる疾病が急性の状態にある者を除く）について、入浴、排泄、食事等の介護その他の日常生活上の世話及び機能訓練を行うこと」とサービスの内容が定められている。

特別養護老人ホーム・老人保健施設などにおいては、個々のニーズよりも集団の規律やペースを優先する集団生活を営む過程で、身体的には健康な老人がやがて終日天井を仰ぎながら暮らす寝たきりになり、「閉じこもり」を生み、痴呆性老人は「徘徊」「怒り」など混乱状態の引き金になっていることさえある。

現在の施設の仕組みと、看護・介護のあり方が「作られた寝たきり」「作られた痴呆」の原因になっているともいわれている。即ち、大型施設は、ケアをすることに限界があり痴呆性老人には馴染まないものである。

「生活障害者」である痴呆に対しては、個々の病態と障害像を解析して、合理的なリハビリテーションやケアをすることが必要である。

老人のグループホームは、ヨーロッパで発祥し、アメリカ、北欧のスウェーデン、デンマークへと発展していった。

高齢者福祉の先進国であるスウェーデンでは、グループホームは一九八〇年代半ばに痴呆性老人に対するケアの形態で始まり、ケアの効果が実証されている。一般の施設とグループホームとでの痴呆進行過程に及ぼす影響についての研究では、大規模施設に入所した場合は、痴呆症状が直線的に悪化してゆくのに対し、グループホームでケアを受けた場合、痴呆症状の進行を遅らせ、生活面での障害の改善がもたらされることが少なくないことが分かっている。

わが国においてグループホームの取り組みが始まったのは一九九〇年代初めで、先駆的な事業者が実験的にグループホームを開設し、運営していた。

こうした流れを受けて厚生省は、一九九四年から九六年にかけて「痴呆性老人のためのグループホームのあり方に関する調査研究」を行い、一九九七年にこれを「痴呆対応型老人共同生活援助事業」に発展させ、二〇〇〇年四月からの介護保険制度において在宅サービスの一つに位置づけたのである。

◎グループホームでの生活

1部屋作り

箪笥、仏壇、鏡台、テレビ、冷蔵庫など、使いなれた馴染みの家具を持ち込み、本人が部屋作りをする。自分の嫁入り道具として大切にしていた古い箪笥を持ち込んだ人、先立った主人の写真と位牌を祀って毎朝手を合わせている人、子供の頃からの、何冊ものアルバムを持ち込んで毎日眺めている人……。それぞれが自分の生活空間を作っている。

2 一日の生活の流れ

日々の流れの基本は「自由」である。入所者たちはそれぞれ長年の自分の生活リズムをもっている。起床、食事、入浴、排泄、消灯などの時間も決めていない。しかし、その中で、ホーム全体の暮らしの流れ、生活リズムが生まれてくるようである。食事については、みんなの嗜好を聞きながら、毎日の献立を考え、それに必要な食材を話し合い、近くのスーパーに買い出しに出かける。

お年寄りたちにとって、食事、午前と午後のお茶の時間は、最も楽しく、お互いが交流を深める時間になっている。

3 潜在能力の活用

食事に際しては、野菜などを切る、できた料理の盛りつけ、食器をテーブルに並べる、などの仕事を分担していただく。これらの仕事に対して、スタッフは必ず褒め言葉をかけ、感謝の意を表すようにしている。

各人の心身の潜在能力を引き出して、生活を再編し、喜びと誇り、安定を取りもどせるように支援してゆくことが最も大切なことだと考えている。

4 グループホーム・ケアの原則

①ゆっくり、たのしく

痴呆性老人は、高齢による体力の低下で知覚や反応が低下している。早いテンポの会話や動きにはついてゆけず、混乱し、緊張やストレスとなり、パニックにおちいることさえある。ゆっくりとしたペース、緊張をほぐし、明るさを引き出す対応、ホーム全体のゆったりとした雰囲気が、痴呆性老人の不安、焦燥感を和らげ、心身に対して有効に作用する。

②自由に、ありのままに

老人の動きに対する指示や禁止はできるだけ控えなければならない。痴呆性老人にあっては、できるだけ自由に、勝手に動いてもらうことで、安らぎと満足が得られる。厳しい指示や禁止は、老人の混乱や不安を増強させ、睡眠・休息といった生体リズムまで崩してしまうことさえある。グループホームでは、痴呆を持つお年寄りが主役であって、そのペースで日常が流れなければならない。

③いっしょのケア、ケアされるケア

日々の関わりの中で、一緒に食事し、一緒に作業をしながら、老人がこの人は心のおける仲間なんだと、安心できる関係を作り出すことが必要である。さらに、痴呆性老人であっても自分が年長者であるという誇りと自信を認識し、逆に相手をいたわったり、世話したりする行為がみられるようになる。

④残された力で暮らしに喜びと自信

痴呆性老人の残在能力を見出して、その力を発揮できる舞台作りをすることがケアの大きなカギになる。自分で何かができ、それを他の人たちが認めてくれる。これが大きな喜びと自信に繋がり、その積み重ねによって動揺や混乱が収まったり、動作もスムーズになってゆく。

◎グループホームと仏教的癒し

痴呆性老人は、生活障害を抱えながら懸命に人生の終盤を生きている。従って、痴呆がどのようなレベルであれ、このホームを終いの住家として、その人らしく、最期まで尊厳を持って快適に暮らせることを目指すグループホームでなければならない。そのためには、身体に対するケアと同様に、あ

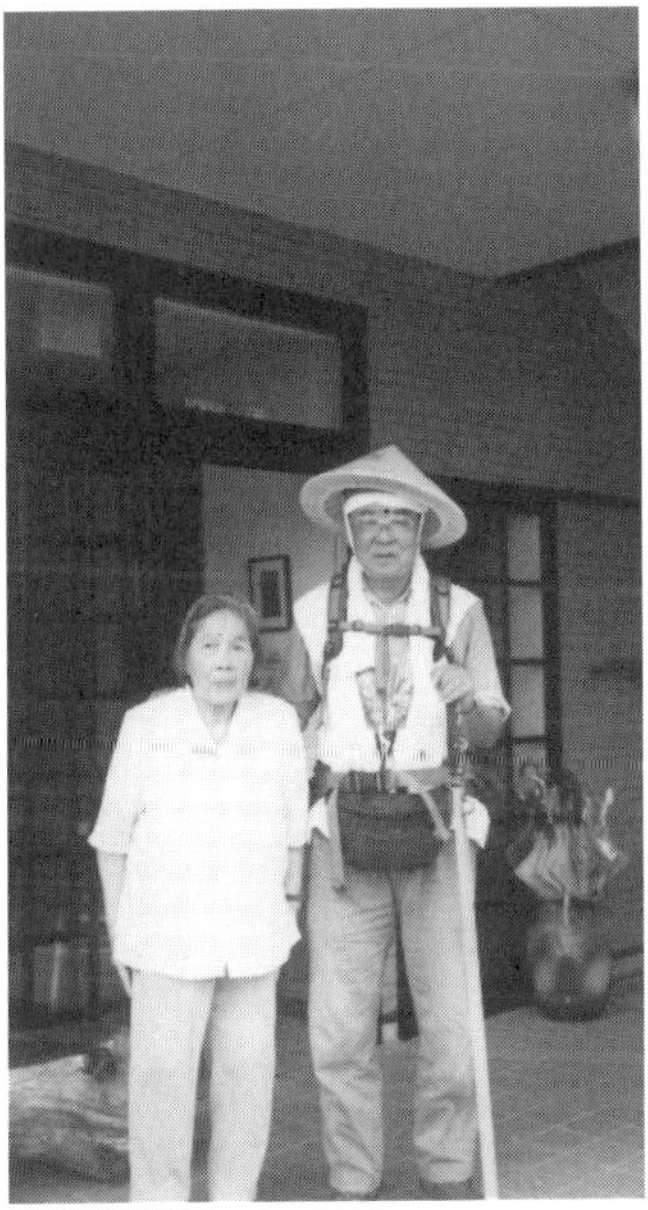

写真32　グループホームを訪れた四国遍路

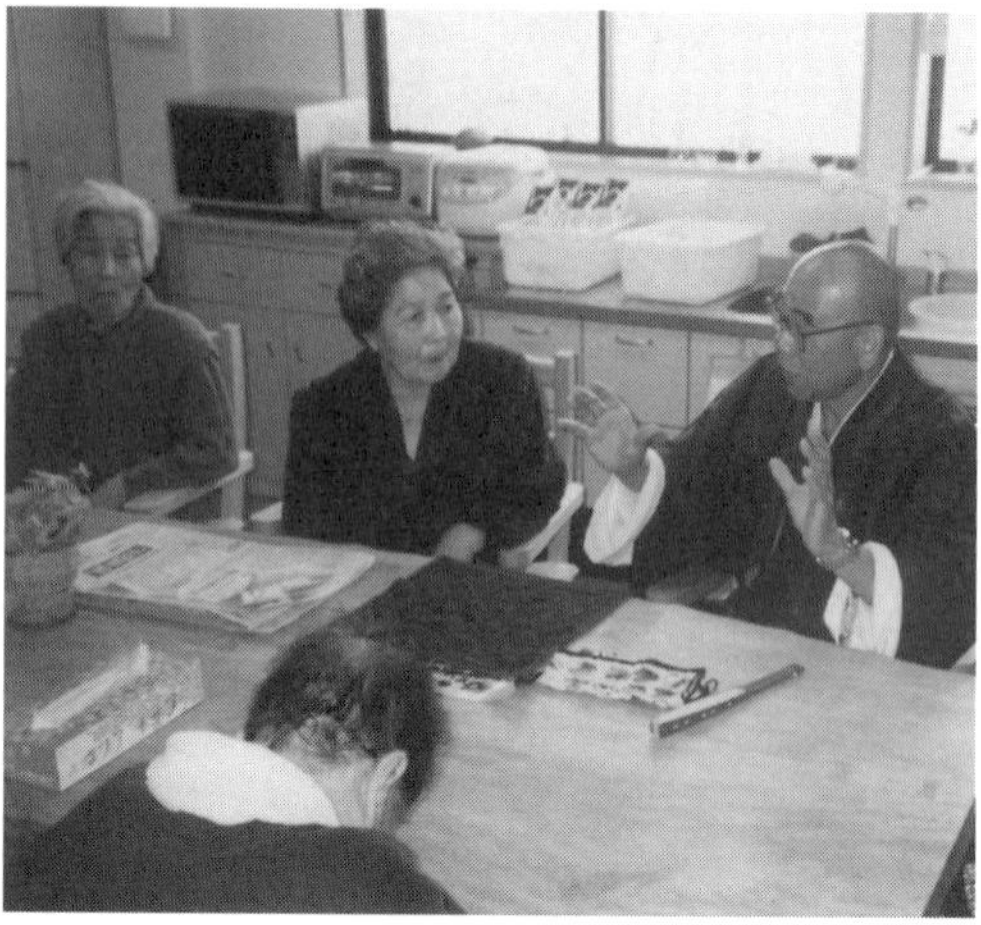

写真33　グループホームで入居者と語り合う僧侶

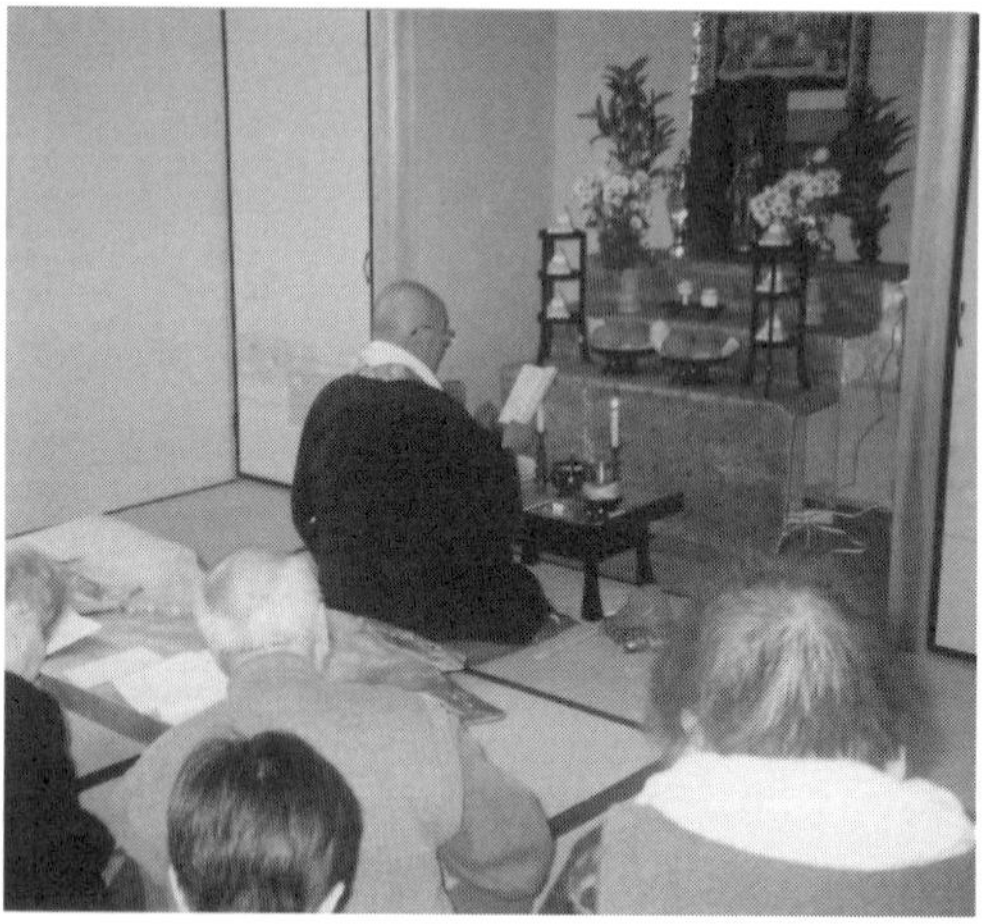

写真34　グループホームで僧侶とお勤めをする入居者たち

るいはそれ以上に大切なことは、心の手当である。

グループホーム・ルンビニーでは、開設当初から、わが国の長い歴史で常にいのちや死と関わってきた仏教による「癒し」を導入している。

ホームには、釈迦生誕の石版の写真、釈迦の生涯を描いた組絵などを飾り、入居者たちができるだけ仏教的な雰囲気に浸《ひた》れるようにしている。ホームは、四国八十八所、第五一番石手寺から第五二番太山寺への旧遍路道沿いにある。ホームの入り口の扉に「お遍路さんへ　湯茶のお接待をさせていただきます　自由にお入りください」の掲示をして、遍路たちのしばしの休憩の場となっている。十三仏の掛軸を掛け、本尊の薬師如来、脇仏の日光菩薩・月光菩薩を祀った居間では、入所者のみなさんがいつでもお祈りができる。現在四人の僧侶たちが入所者たちと一緒に食事を取り、対話し、カウンセリングなどに当たっている。お年寄りたちが合掌して僧侶と一緒にお経を唱え、僧侶に話しかけ、訴えている。僧侶たちは一人ひとりの話に耳を傾け、「うん」「うん」と優しくうなずいている。また、一人ひとりの部屋に、入居者たちを見舞い、語りかけている。僧侶の一人、水崎圭二さん（松山市・法寿院住職）は本ホームのホームページに毎月「和尚のつぶやき」と題して短い法話を掲載している（写真32・33・34）。

◎「臨終行儀」

グループホームの重要な課題のひとつはターミナルケアである。グループホーム・ルンビニーでは、ターミナルまでホームでケアしていきたいと考えている。入居者たちにとってグループホームは「自分の家」だからです。

グループホーム・ルンビニーで最初のターミナルケア、看取りを「臨終行儀」の儀式によって行った。以下、その概略を報告したい。

S・K氏　一九一〇年一〇月二一日生　九二歳

病歴

約二年前から痴呆症状が出現。夜間の幻覚、徘徊がみられるようになり、老人保健施設のデイケアを週四回利用していたが、家族による介護が困難になり、二〇〇二年四月四日、グループホーム・ルンビニーに入居する。入居当初は、夜間の独語以外は精神的にも比較的穏やかで、食欲良好、杖歩行であった。入居後二カ月頃から、戦時中の妄想が時々出現するようになり、夏には食欲の低下がみられ、歩行時のふらつき、転倒もみられ、車椅子利用となる。食事に際しての誤嚥もみられる。妄想出現頻度が頻繁となり、拒食、介護への抵抗、暴力的行為もみられるようになる。これらの症状は、心療内科の医師の診療により、いずれも良好にコントロールされている。

二〇〇三年一月から、二年来の心不全が悪化し、食欲不振著しく、経腸管栄養及び輸液となる。

S・K氏の「臨終行儀」

出席者　水崎圭二（松山市・法寿院住職）
二神瑞晋（松山市・円通寺住職）
岡田敬道（松山市・多聞院副住職）
藤原壽則（かかりつけ医）

相原あや子（グループホーム・ルンビニー管理者）
五藤　恵（グループホーム・ルンビニー計画作成担当者）

S・K氏が深い信仰心を持った真言宗の門徒であったことから、覚鑁の『一期大要秘密集』『孝養集』などを参考にした真言系の「臨終行儀」とし、以下のごとき次第で行った。

S・K氏臨終行儀式次第

先　入堂・三礼・護身法
次　不動明王真言　五反
次　洒水加持
次　御手糸（五色線）
次　懺悔の文
次　三帰・三竟・十善戒　三反
次　発菩提心真言　三反
次　三昧耶戒真言　三反
次　歎徳文　法名授与
次　経　般若心経、光明真言　七反、阿弥陀仏　十念
次　不動明王真言　五反

次　回向

次　護身法・三礼・退堂

二〇〇三年一月二九日午後七時、S・K氏がホームの和室（仏間）に移された。午後七時三〇分、木蘭の法衣をまとって、白い帽子をつけた善知識の僧侶三人が入室する。

ホームの仏間は、西日の入る六畳の和室で、左手に五色の幡を持った本尊の薬師如来座像と、日光菩薩・月光菩薩の脇仏が東向きに安置され、香が炊かれ、花が飾られ、灯が供えられている。

三人の僧侶は、それぞれ、静かに病者の正面、東、北に座して三礼する。大きく病者に語りかけるように不動明真言を繰り返し唱える。「ノウマク　サマンダ　バザラン　カン」「ノウマク　サマンダ　バザラン　カン」……。洒水加持にてこころと身体を清め、仏が病人を迎えにくる想いを病者に抱かせるように、仏の手に結ばれた五色の幡の一方を病者の右手に持たせる。

懺悔の文が唱えられ、三帰・三竟・十善戒と、部屋にお経が響き渡る。

続いて、かかりつけ医で、ホームの代表者が、S・K氏がかつて作った善根を読み、その功徳《くどく》を讃歎する。

「S・K先生、あなたは一九一〇年一〇月二一日に男性三人の末っ子としてお生まれになり……O医科大学を卒業後は神戸市民病院に勤務され、戦時中はフィリピンに出征、九死に一生を得て帰国、郷里、広島県・福山市にて外科医院を開業し、早朝より深夜まで、ひたすら地域医療に尽くされました……あなたの外科医としての五〇余年は、人々の苦を除き、楽を与える、まさに慈悲の口々でありました……S・K先生、ゆっくりとお休みください」

ホームの管理者が、病者の側におかれた清水を紙にひたして病者の唇を濡らしている。

般若心経と光明真言は、見送りのためにホールに列席しているホームの介護職員、入居者も加わって唱えられた。

「カンジザイボサツ　ギョウジン　ハンニャハラミタジ　ショウケン　ゴウン……」

このとき、それまで全く身動きしなかったS・K氏が本尊に向かって左腕をすっと差し伸べたのである。仏の導きを求めての行為だったのでしょうか。

「ナ・ム・ア・ミ・ダ・ブツ、ナ・ム・ア・ミ・ダ・ブツ、ナ・ム・ア・ミ・ダ・ブツ、ナ・ム・ア・ミ・ダ・ブツ……」

十念が唱えられ、病者は、遙か昔より現在にいたるまで続いてきた迷いの世界を抜け、極楽浄土へ導かれ、往生を得たものと思われる。

このようにして、三〇分余の行儀を終えた（写真35・36・37）。

二〇〇三年二月二六日午前六時五分、S・K氏は目を閉じ、静かに呼吸を止めて「永遠の旅路」についた。

風呂好きだったS・K氏をホームのスタッフが抱いて最後の入浴をさせ、丁寧に清拭をした。

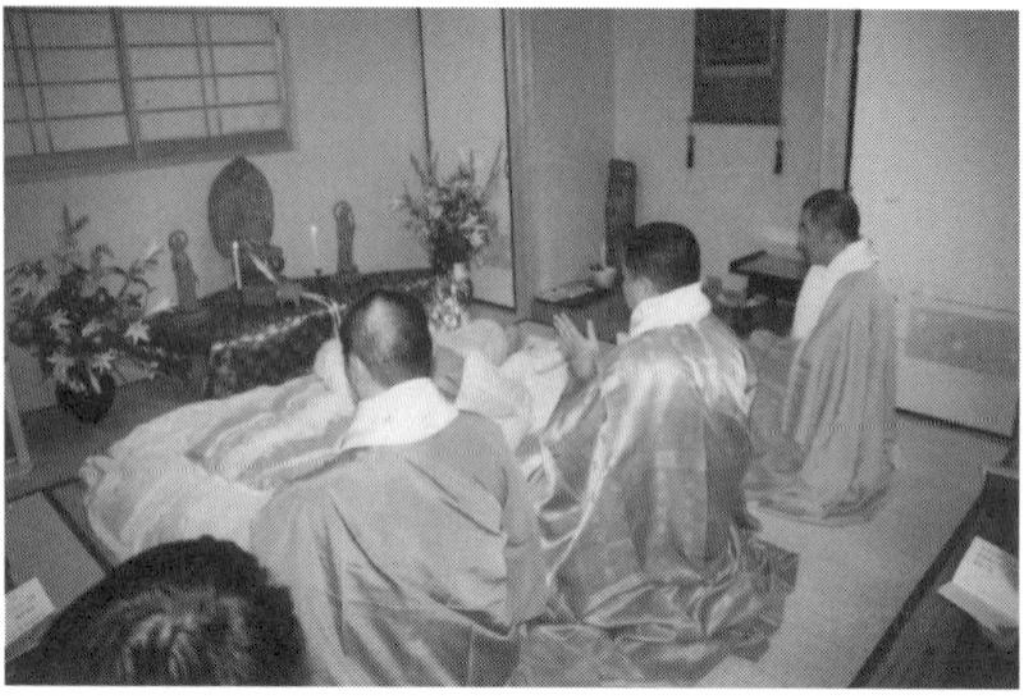

写真35　臨終行儀を行う僧侶たち

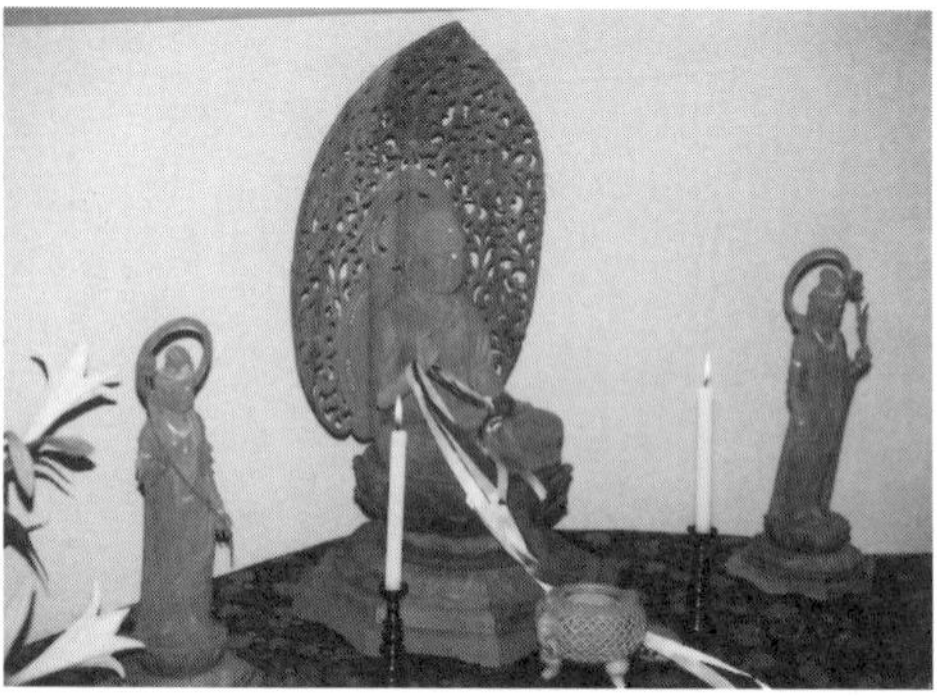

写真36　五色の幡を持った本尊の薬師如来

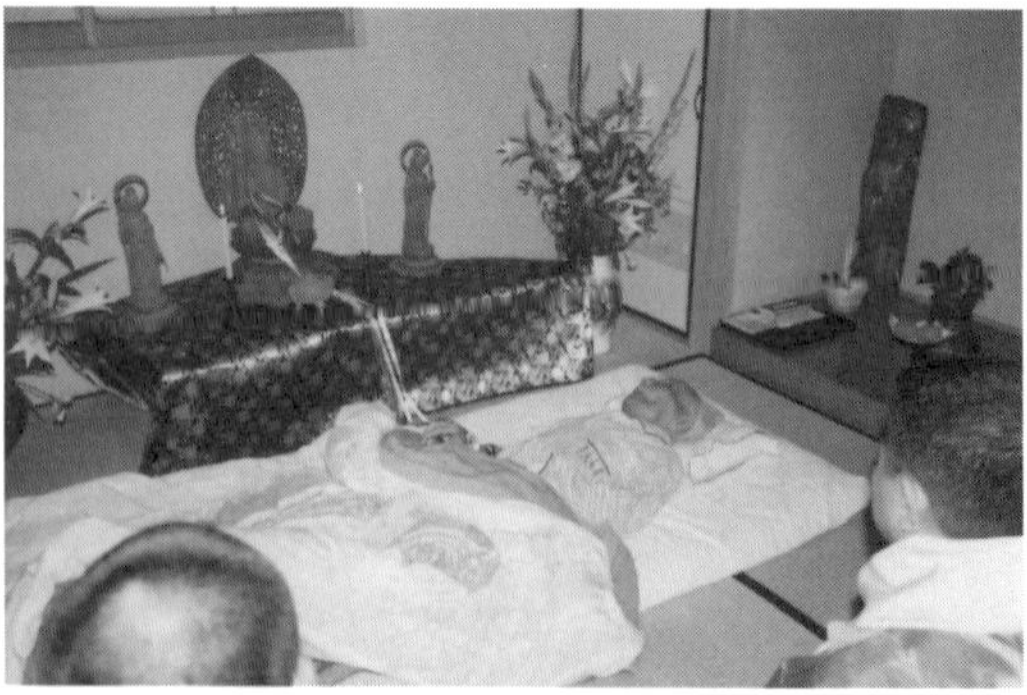

写真37　本尊とS. K氏は五色の幡によって結ばれる

僧侶が枕経を唱え、スタッフ、入居仲間たちが一人ずつ色とりどりの花に囲まれたS・K氏に手を合わせ、清水で唇を湿してお別れをした。安らかな、穏やかな旅立ちであった。

人間にとって死は避けることのできない事実であり、究極のテーマである。

仏教により人の終末期を支え、看取りを行う「臨終行儀」は、人間にとって避けることのできない最期の瞬間、死を迎えるに当たっての心構えをいかにすべきかという死への準備である。

今回、グループホーム・ルンビニーで行われた「臨終行儀」は、看取られる人が真摯な真言宗の門信徒であったので、真言系行儀で行った。

真言系の「臨終行儀」は、実範（〜一一四四）の『病中修業記』に始まり、覚鑁が『一期大要秘密集』を撰述し、これが端緒となっている。この臨終行儀の特徴は、第一に不動明王に臨終正念を祈ることがあげられ、また、冒頭の多くが、「命をむやみに捨てない、命を惜しむべきである」という項目ではじまることが注目される。これは命を惜しむのみでなく、仏法を修する縁を少しでも多く保持することを意味し、次いで、その命にも執着すべきでないとしている。すなわち、寿命に対する諦観と、生命に対する真摯な態度の表明がみられる。また、成仏への修法については、個人の信仰によるとされ、特定の規定にとらわれることのないように、としている。

以下、神居文彰氏の著作を引用しながら、『一期大要秘密集』を概説したい。

我々の生涯で最も大切なことは最期臨終の心得であるとし、密教経典の大切な部分を集めて、九種類の用心（心得）とし、極悪の罪を払いのけて、浄土の蓮台を目のあたりにし、罪を造ってきた男女も必ず極楽に生まれる、としている。

一に身命を惜しむべき用心

病気をなおして、常に安穏として往生のための修業を積むように心掛ける。

二に身を惜しまざる用心

臨終が近づいたことが確かになれば、身を捨ててさらに精進せよ。

三に本住処から移る用心

煩悩の世界を離れて九品の浄土に入る。

四に本尊を奉請する用心

諸仏の前で仏の教えを聞く。

五に罪を懺悔する用心

罪業が深くとも懺悔によって消える。

六に菩提心をおこす用心

悟りの本体はもとから個人個人に備わっている。発心すれば必ず成仏する。

七に極楽を観念する用心

極楽は、自己の主観の中で見ることができ、それは常に変化なく、苦しみがない悟りの世界に含入される。

八に決定往生の用心

来迎の仏はどこからくるのであろうか。それは臨終の最後の一念によって現れるのである。

九に没後追修の用心

もし冥界に迷っている相を現せば、早く追善廻向をもって迷いの道に光を照らさなければならない。

第一　身命を惜しむべし

命が終わるかどうかまだはっきりしない間は、わずかでも身命を捨てようとしてはならない。仏法に祈り、ただ医療を加え、健康で命が延びる方術を行いなさい。これは、むやみに身体や命に執着しているのではない。ただ真言密教の教えを守るための関係を厚くするためである。

第二　身命を惜しむべからず

寿命がはっきりしたら、ひたすら仏道修業に専念すること。そして、もっぱら落ち着いた安穏な疑いのない、ゆったりとした心境にひたりなさい。貴賤も老少もなく、皆同じように死んでゆく。決して命を惜しんではならない。早く仏道に邁進しなさい。

第三　本住処から移る用心

臨終の瞬間が近くなれば無常房に移るようにする。無常房に移るのは汚い娑婆の世界を捨て、極楽浄土に生まれることを表すためである。生前使っていた愛用の品を捨て、三人か五人の善知識にそばにいてもらうようにする。財宝・名利・宮殿、これら全てを捨て去らなければならない。煩い多い他のことを一切止め、心を安穏に留めるのである。

第四　本尊を奉請すること

仏像を東から西に向けて手に五色の幡または五色の糸を掛け、絶やすことなく部屋に香を炊く。

第五　罪を懺悔すること

長い間積もり積もった罪を懺悔しなさい。懺悔の方法はさまざまであるから、適宜かなめとなるものを行う。衣物の類を捨て、神呪などを唱えよ。病者はまさに真言の根本の阿字の道理、意味を念じなければならない。また、密教の教えに従って、物事の真実の姿を思うように。

第六　菩提心をおこすように

真言の三摩地によってのみ成仏ができることを心にかけ、発菩提心の真言を日ごとに三〇〇遍唱えよ。菩提心とは仏となるべきこの上ないすばらしい悟りを求めて仏道を修業することで、本来、人が具えているものである。これは、行願・勝義・三摩地の三つに分類できる。三摩地というのが密教の修業方法で、心の中に日月輪を観じとるようにしなさい。

第七　極楽を観念すること

浄土教では極楽は西方十万億土を隔した浄土であるというが、密教では極楽は十方に存在し、それらはすべて一つの仏国土（大日如来の密厳国土）であり、一切の仏（阿弥陀・釈迦など）は全て一仏（大日如来）の身である。この我々の住む世界でことのほか、西方の極楽を思いやることはない。それも大日を離れて別に阿弥陀仏となっているわけではない。これらのことを観じるとき、この娑婆世界にいるままにして忽ちに極楽浄土に生まれ、わが身が阿弥陀仏に入り、そのままにして大日如来となる。そしてわが身はその大日如来から出る。これが即身成仏ということである。

第八　決定往生の心得

決定往生とは最期臨終の用心のことである。善知識を五人呼び、よく臨終の儀軌に従う。釈尊は頭を北にして顔を西に向けて涅槃に入っている。これを尊重すべきであろう。眼を本尊に向け、合掌して本尊から引いた五色の幡を持ち、本尊の印を結び、真言念仏して三密加持を怠らないことが、必ず往生する姿である。

本尊の真言を唱える。

一人の善知識は必ず高徳の僧とし、病者が引接の観音と思うように、この善知識は、病者の西に少し南によって、病者の臍のあたりに座って慈悲の心で病者の顔を見守らなければならない。

別の一人の善知識は病者の東から少し北によって、頭から一メートルほど離れて座る。眼を病者の後ろに向けて、枕元で不動明王を祈念して慈救呪を唱え、一切の悪魔を除き、邪念を生まないようにする。

もう一人は病者の北方にいて、病者の心にかなうように音調を小さくしたり大きくしたりしながら、金を鳴らす。

ほかの二人の善知識は、そのときの状況によって活動する。声を合わせて唱名するときは、四人同音とする。

病状が悪化して唱名もできなくなり、正体がなくなった場合は、周囲のもので頭北面西に寝かせる。緊急の場合は合掌させて、顔を仏に向けるだけでよい。死が間近かに迫ってくると、善知識は病者の吸う息、吐く息に合わせて呼吸し、出る息ごとに念仏を唱え合わせ、病者の念仏を助ける。人が死ぬときの作法は、必ず出る息で終了する。これが最後であると思って、一息々々に合わせて念仏を唱える。

もし唱え合わせることができれば、四重五逆の罪を消滅して、必ず極楽に往生することができる。なぜならば、息は生命に通じ、その残りの息を残して命が終わるとき、その息と共に出た念仏が弥陀を呼び、極楽への縁を作ってくれるのである。

また、口から「ナ・ム・ア・ミ・ダ・ブツ」の六字を唱え出すことは、病者の吸う息に従ってその口からナムアミダブツが入って身体の中で日輪の相を現して、それが六根（眼・耳・鼻・舌・身・意）に作用して、美しい光を放ち、六根それぞれが作り持っている罪を消し去る。このとき、病者は迷いの世界を抜け、日輪の相を見て、往生を得る。

第九　滅後に追善を行う

滅後の追善は死相によって行う。

地獄に堕ちた相であれば、仏眼・金輪・正観音・地蔵の法を修するか、絵説き、もしくは造仏して供養する。他に『理趣経』『光明真言』『華厳経』『法華経』その他を読唱する。

餓鬼道に落ちた場合は、宝生如来・虚空蔵・地蔵・千手観音・檀波羅密菩薩・施餓鬼などの法を修する。ほかに、五十三仏名などの十甘露の呪、『雨宝陀羅尼経』を念じて回向する。

畜生道に落ちた場合は、阿弥陀如来・般若波羅密菩薩・文殊師利菩薩・金剛灯菩薩・馬頭観音の法を修する。ほかに『五十三仏名』『光明真言』『般若真言』などを念じて廻向する。

もし、三悪道がまじって現れたら、滅罪悪趣尊の護摩秘法を用いる。

臨終者たる私を助け、救ってくれる行為は、必ず先立った私により、逆に君たちと仏の縁が結ばれるであろう。

仏道を行じて、同じように悟りの道を明らかにしようではないか。

グループホームで今後問題になってくるのはターミナルケアであろう。お年寄りは確実に衰えてくるが、その生の質、死の質を高める、即ち一人々々の心の質を高めるケアが求められる。当ホームではターミナルケア、看取りまでを行いたいと考えている。生死に関わる心の問題には宗教の関わりが必要で、グループホーム・ルンビニーでは、わが国の長い歴史の中で常に命や死と関わってきた仏教による癒しを導入したいと考えている。ホームでターミナルケアを行うためには、このテーマへの介護者の熱意ある取り組み、在宅医療に熱心な医師が必須である。さらに、仏教的癒しの導入のために最も重要なことはターミナルケアに関わる僧侶の仏教的信念（信仰）と、さらに病者との信頼関係、入居者たちが信心の心をもつこと等である。そのためには仏教者による入居者たちとの日常的な触れ合いが求められる。

5　デス・エデュケーション

(1)デス・エデュケーション(死への準備教育)

高齢社会を迎えた今、「死とはなにか」「どのように死を迎えればよいのか」が、改めて問われている。わが国においては、死はタブーとされ、死について語ることさえ敬遠されてきた。二、三〇年前から殆んどの死が、機械や管などの医療器具に囲まれ、管理された「病院死」となっている。そして、病院の場合には、臨終の場面において医療関係者以外は、家族であっても遠ざけられることさえある。かつて多くの人たちは、家族や親しい人たちに囲まれ、自宅で最期を迎えた。さらに、核家族化もあって、子供たちが祖父母など肉親の死をみることが少なくなり、体で死を受け止めることがほとんどなくなっている。すなわち、現代は死が見えない時代である。

長年にわたって医師として働き、多くの死に遭遇し、必然的に死について考える日々を送ってきた。そして、わが国において死に関する教育がほとんど行われていない不思議さを思い続けてきた。高校の入学試験や大学受験には膨大な時間と多大のエネルギーを払いながら、私たちにとって人生最大の難関であり、試練である死に関する教育はほとんど行われていないのである。欧米では子供向けの多くの死に関する図書が出版されている。西ドイツでは高校生用の死の準備教育に関する多くの教科書が出版されているし、アメリカでは、中学校・高校・大学で死に関する教育がカリキュラムに組み込まれている。

以下、田代俊孝氏の著書から、アメリカにおけるデス・エデュケーションと宗教の関わりをみてみたい。

アメリカではデス・エデュケーションがすでに一九二〇年代から始まっている。心理学者のトーマス・エリオットが、未亡人や父と別れた子供たちの死に対する思いに興味をもって、死をテーマにした論文を発表している。ハーバート大学では一九四二年頃から、死をテーマにした体系的な研究が始まっている。さらに、第二次世界大戦が一九四五年に終結し、その戦争で職場や友人を失なった人、家族を失なった人たちの死に対する思いに関心を持った学者たちが、死に関する研究を始め、この分野から学問体系が確立されていった。一九五九年、ハーバン・ヘイブという心理学者が『死の意味

（*The Meaning of Death*）』という著書を出版し、死の教育のひとつの方向性をうち立てた。一九六〇年代になると、心理学者・教育学者・宗教学者・哲学者・医師・福祉学者などが、盛んに死に関する研究を始め、ミネソタ大学のデス・エデュケーションセンターなど、死に関する研究センターが各地にできてきた。一九七〇年代には、『デス・エデュケーション』『オメガ』などの死に関する学術雑誌が発刊され、この分野で大変重要なものとなっている。デス・エデュケーションは、全米に広がり、さらに、最近ではカナダ、ヨーロッパなどの学者も加わって、国際学会が発足している。

アメリカでは、医学・看護学の中にデス・エデュケーションがほぼ定着している。アメリカの全メディカルスクールの九六％、看護学部の九五％、薬学部の六八％でデス・エデュケーションがなされており、専門教育の中に明確に位置づけられている。

ミネソタ大学のロバート・フルトン教授（社会学）の「ザ・ソシオロジィ・オブ・デス」というタイトルの授業教育計画は、以下のごとくである。

1　死の社会学序論
2　社会生活とその環境の中での死
3　死の歴史的見地
4　死の終末（今日の出版物での争点）
5　死と民衆文化

6　死に臨む人のための施設
7　ホスピス
8　死に臨むプロセス
9　悲嘆と喪服
10　自殺
11　ニア・デス体験
12　死からの生還者
13　葬儀
14　エイズ
15　倫理と安らかな死

その他、各大学で、このような講座が開講されている。また、ほとんどのハイスクールでもデス・エデュケーションの講座が設けられている。これらの教育、さらにその効果などが『デス・エデュケーション』や『オメガ』などの学術雑誌に論文として報告されている。

さらに、小学校からデス・エデュケーションは行われており、人間は必ず死ぬんだ、何も怖がることはないんだ、という自然なかたちで死を受け入れられるような教育、さらに死生観・人生観などを育てる教育が行われているのである。

死を学び、考えることにより、充実した生を生きることができる。文学・哲学・倫理・宗教などを包括した「死に関する教育」が、学校教育の中に組み込まれ、さらに市民大学などの場で継続して行われなければならない。限りある生を充実させ、人間としての尊厳をもって人生の幕を閉じるためにも、「死への準備教育」が必要である。

最近、わが国においても、仏教をベースとした教育を行う大学が発足した。また、いくつかの大学では、仏教の講義をカリキュラムに組み込み、ターミナルケア、死に関する教育が行われるようになった。わが国においては、長い歴史の中で、常にいのちや死と関わってきた仏教者たちが、学校教育、地域の生涯教育などの場に進出し、デス・エデュケーションを行うことを期待するものである。

(2)飯田女子看護短期大学看護学科

一九七〇年代から、わが国においてもターミナルケアのあり方をめぐる諸問題が顕在化してきた。より日本的なターミナルケアのあり方が問われているが、「いのち」をめぐる問題は宗教を抜きにしては考えることができない。さらに、わが国の風土・文化などを考慮した日本人のためのターミナルケアのあり方が問われなければならない。

臨床の看護の場における問題は、看護者の生老病死に対する知識の欠落、デス・エデュケーション（死への準備教育）の不徹底がターミナルケアの質の向上を妨げていることである。現代の看護には、看病から看取り、という一連の機能が求められている。一九九〇年に実に二二年ぶりに保健婦助産婦看護婦養成所指定規定の再検討が行われ、教育カリキュラムの改正が行われた。その中で、ターミナルケアに関連して、「疾病の治療のみでなく、健康教育、疾病予防、リハビリテーション、ターミナルケア等をも含めた包括医療にも対応できる基礎的知識の重視をはかること」が基本理念のひとつにあげられている。看護教育の場におけるデス・エデュケーションは重要で、将来、患者の死を看取るために必要な知識、技術、心の対応を身につけなければならない。

一九九六年四月、長野県飯田市の飯田女子看護短期大学に、仏教の教えを礎にした看護学科が開設された。たくさんの看護の体系を持つ仏典を現代看護に生かすことを目指すものである。教育理念の最初に「人生の根本課題である〝生老病死〟を仏教精神によってみすえ、しかも看護者として必要な豊かな人間性と人格・見識を養う」と謳っている。仏教看護を掲げるのは、大学・短大レベルでは始めてのものである。

学科は定員六〇人で、修業年限は三年。「基礎看護学」の他に一般教育科目として「宗教」「ビハーラ・ケア論」などが組み込まれ、基礎看護学の教材には「四無量心《しむりょうしん》」（人に楽を与える「慈」、苦を抜く「悲」、人の喜びを自分の喜びとする「喜」、その人らしくあってほしいと平等に願う「捨」の総称）「共語」（仏教看護の方法論として共に語り合うことが重要視される）など、仏典の言葉がたくさん出てくる。

現代医学・看護の場では、老病死は健康的な状態とは反対の概念でとらえられているが、仏教の教えからみれば老病死は生命の自然な営みなのである。仏教看護論では、人間が生きてゆくうえで、老病死は避けられない生命の営みであることを肯定した上で、〝生老病死〟に伴う「いのち」のあらゆる営みに関わってゆける看護者の教育を目指している。

看護の原点は看取りにあるとの観点から「ターミナルケア概論」「ビハーラ・ケア概論」では、ブッダが最晩年に遊行の旅に出て、病いを得、死ぬまでの数か月と葬送について記載され、末期の看取り、看護の本質が記された『ブッダ最後の旅――パリニッパーナ経――』（中村元訳、岩波文庫など）などが中心になる。

市立病院が実習を引き受けるなど協力的で、市仏教会の関心も高まっている。宗教的背景がない場合でもキリスト教のナイチンゲールの著作を読むのに対し、この大学では、仏典にみられる看護者の心構え、資質について学ぶ。

発願式はこの学科の特徴を具現化したものと考えられる。発願式は、戴帽式に代わるもので、毎年一〇月、一年次の秋に行い、次の「誓いの詞」を唱和する。

発願式の「誓いの詞」

我は、御仏の御前にて、御仏と、この場に集われし人々に誓わん

我は、真実の教えを聞くことからはじめ、聞き、したがい、身を慎み、怠ることなく、看護の道を

学び、究め、拓くことを。

我は、人々の傍らに在りて、平等に護り、苦しみを我が苦しみとし、共に喜ぶときのために、我が身のあることを。

我は、真実の行いをなし、真実の言葉を語り、真実の意を守り、伝え継ぐ、女性とならんことを。

我は、今、賜りてこの胸に抱きたる、灯をみつめ、自らを灯とし、法を灯とせんことを誓わん。


看護は宗教との関係なしには考えられない。仏教の立場から看護を考え、人間の生死に関わる「癒し」や「救い」の問題を直視する看護教育を目指す。

⑶仏教大学専攻科仏教看護コース

仏教大学専攻科仏教看護コースは一九九三年、仏教看護者養成を目的として開講された。学生の職種は僧侶・看護師・薬剤師・ジャーナリストなどさまざまで、仏教を中心としたターミナルケアについて学んでいる。

このコースのカリキュラムは、基礎科目として、仏教学が六科目一二単位、専攻科目として医学・看護学・仏教学・カウンセリング学・臨床心理学・タナトロジーなど二二科目四四単位。実践面として実習科目（仏教看護実習、施設見学実習、仏教的カウンセリング）が四科目四単位、関連科目として社会福祉・医学・看護学など七科目一三単位。合計三九科目七三単位で二年で終了する。

現代社会の象徴的な現象である死をめぐる諸問題の混乱に対して、仏教思想に裏づけされた一定の価値観をともなった方向性を提示することで、その一環が仏教による具体的なターミナルケア論の開拓である。

実習では、京都市内の老人ホームにおいて初歩的な介護実習、火葬場・葬儀社・墓地などの見学、その後、棺桶への入棺体験による模擬葬儀などが行われる。人が亡くなってから墓地にゆくまでの法的手続きや葬儀の実際を学び、死に関わった人たちのグリーフワークについても学ぶ。病院実習では、患者さんの病気に対する考えとか宗教に対する考え、死に対する考えなどを聞くことにより、患者さんの心理状態や患者とのコミュニケーションの取り方などを学ぶ。

実習を行うに当たっては、実習を受け入れてくれる病院をさがすことに大変に苦労があったという。実習病院では、僧侶も白衣を着ての実習となっているという。僧侶が衣《ころも》姿で病院にはいることは難しい状況にある。

薬剤や医療機器による処置よりも、患者の傍に人間がいることが優先する。望めば家族、医師や看護師、ボランティアの人も、いつでも傍にいて話を聞いてくれる。話すことよりも患者の話に耳を傾けることが大切である。このようなアプローチによって苦痛が軽減される。人間にとって苦痛とは、自らが孤立し、自らを失うことであるからである。

6　長生医学

（1）長生医学の基本は思いやりと奉仕の精神である

人間はなんと不思議な存在なのであろうか。私たちは、大自然の大きな力によって創られ、生かされている。そしてこの世の中において、生命の有り難さ、尊厳を知り、その上で生きる喜びを育てることが、心の力（POWER OF HEART）となると考えている。

この理念のもとに「霊肉一体の救済」を掲げて「長生療術」を創立した長生純宏上人の意志を受け継いで、一九五六年に長生学園を設立し、あん摩・マッサージ・師匠師養成学校として、今日まで、技術と知識、そして温かい心を持った多くの長生《ちょうせい》医学のスペシャリストを世に送り出してきた。

私たちは、長生医学の基本は思いやりと奉仕の精神であることを、しっかりと心の中にきざみ全力をあげて長生医学のスペシャリストの育成に取り組んでいきたいと願っている。

（2）長生医学の誕生と学園創立への歩み

長生医学の歴史は、浄土真宗へのひたむきな信仰心を持つ長生純宏上人が、仏教の精神に基づいて「霊肉一体の救済」の教義のもとに、自ら研究・確立した治療法を、「長生療術」と名づけたときから始まる。上人は、心を救うだけでなく、同時に病人の病気を治すことが、真の信仰の道ではないかとの信念を持ち、病気で苦しむ人たちの病状についての調査研究を行い、長年の調査研究の成績から

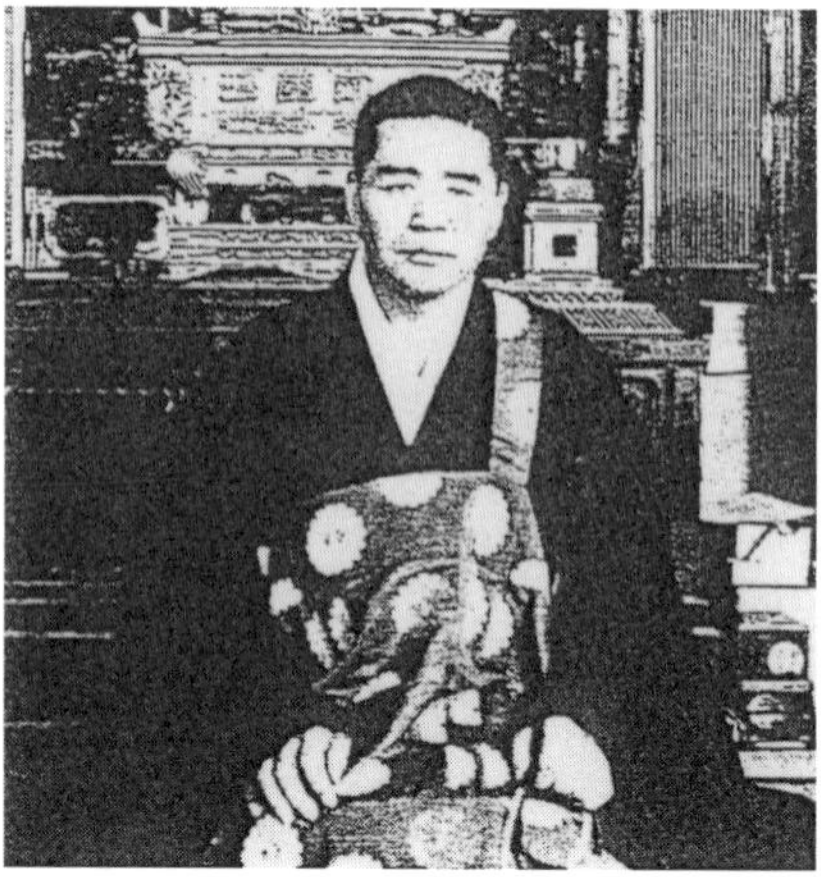

写真38　長生純宏上人

「人体の中心は背骨にあり、すべての病気は大なり小なり脊椎《せきつい》に兆候として現れている」ことがわかり、これに基づいて「脊椎の転位が病源であり、この転位を矯正することによって根本的に病気を取り除くことができる」と確信したのである。

そして、一九三一年一二月「脊椎矯正法」が名古屋で産声をあげて以来、全国への指導・普及に努め、一九四九年八月、浄土真宗の新派として宗教法人「長生教団」（のちに真宗長生派総本山長生寺となる）を設立し、信仰心を要とする長生医術者のために、修練の場を設けた。さらに、長生医学をもっと多くの人に普及させたいという願いから学校設立に向けて尽力し、長生純宏上人遷化の後も、志しを共にしてきた二代目管長柴田阿を中心にしてその遺志を継ぎ、ついに一九五六年長生学園を設立するにいたった。現在、長生純宏上人の精神は、長生学園の中で脈々と生き続け、長年にわたる実績から高い評価と信頼を集めて、順調な発展を遂げている。

（3）長生医学の基本的な三位一体の治療法

長生の命名の由来は、親鸞著『教行信証』信の巻「大信心は則ち是れ長生不死の神方」という一節からつけられ、「悟りを開き、永遠に魂を生かす」という深遠なる長生純宏上人の願いが、こめられている。

治療に携わる者が、心に不安を抱いていたのでは、満足な治療は行えない。したがって、不安をなくし、感謝と報恩の生活をさせていただくように心がけ、仏心をもって患者の心と身体に触れて、病気だけでなくその精神をも救うことを目的としており、信仰心を基盤とする点において他に例を見ぬ独自の医学である。

長生医学は「脊椎矯正」「精神療法」「プラーナ療法」の三味一体の治療法によって病気の原因を根本より取り去り、各人に生まれつき備わっている自然治癒力を発揮させ、肉体と精神を健全に保ち、健康で長命で幸福な家庭生活を願う医学である。

(4)脊椎矯正

遺伝性の原因を持つ疾患が明らかになるに従い、脊椎の重要性が改めて認識されてきた。しかし脊椎そのものの捻れに関しては、今日なお軽視される傾向にある。

長生医学では、長年の治療体験をもとに調査研究を重ねた結果、脊椎が真直ぐで、しかも捻れのない人は、重い病気にかかりにくく、長命を保てるということが明らかになった。つまり脊椎に異常がおきると、神経が刺激、圧迫を受けて脊髄神経に障害をきたし、痛みや知覚異常をもたらすようになる。さらに、脊椎の異常は自律神経や脳神経にも密接な影響を与え、内蔵の働きや血行が悪くなる。

頸椎上部、特に第二頸椎が捻れると、頭痛、眩暈、難聴、咽頭喉頭の異常感、時には吐き気などの症状をひき起こす。このような骨格の異常は子へと遺伝して、親と同様な症状を起こす場合があるので、脊椎の曲りや捻れを矯正し、根本から体を整えていくことが極めて重要である。

(5)精神療法

人間は、精神(心)と肉体の共存によって生きている。たとえば、精神的な悩みがあると、その反応として食欲不振や不眠などの症状がみられるようになったり、また肉体的疾患に見舞われると、不安や心配で気分もすぐれず、身体の調子も悪化するように感ずる。このように肉体の病気と精神の悩みは表裏一体であるので、両面からの治療が必要となる。

これまで、医療の世界では肉体的な面のみが重視されがちで、精神的な面については軽視されてきたが、近年では心理的・社会的なストレスが種々の消化器病や、心の病いの原因となることがあきらかになってきた。うつ病をはじめとした精神病に加え、胃潰瘍・狭心症・気管支喘息・アトピー性皮膚炎・摂食といった心身症に属する疾患が増え続けている。このような心身症には、肉体面の変化の背後に精神的な原因が必ず存在する。だからこそ心の治療、つまり精神療法が重要となるのである。

精神療法では、患者の苦しい立場や気持ちをよく理解し、親身になって相談に乗りながら、解決への手助けをさせていただくことが大切である。そのためには、患者から信頼される人格を身につけることが肝要になる。施術者は、日々怠りなく精神修養に努め、謙虚な精神を持って、患者とのコミュ

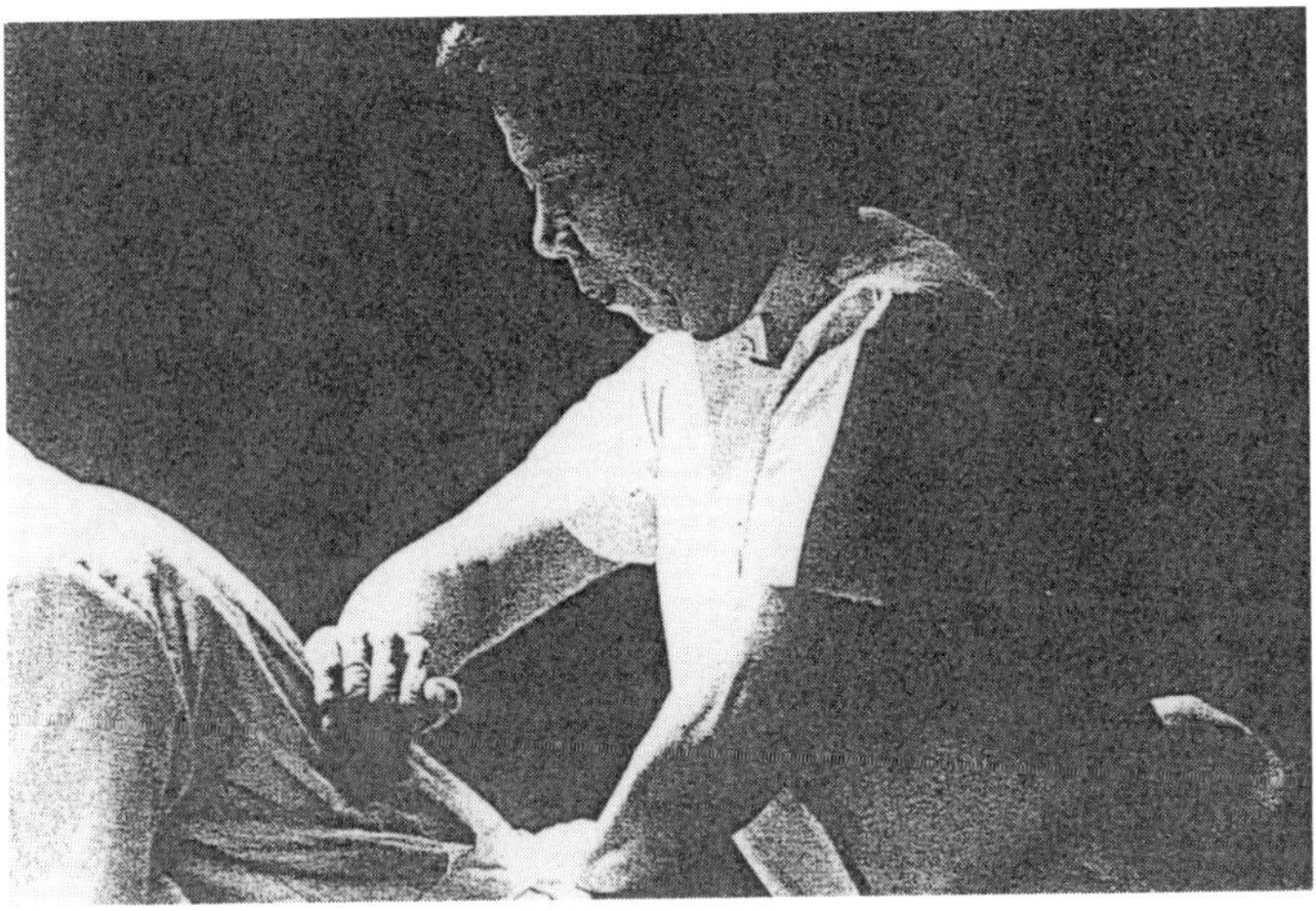

写真39　脊椎矯正

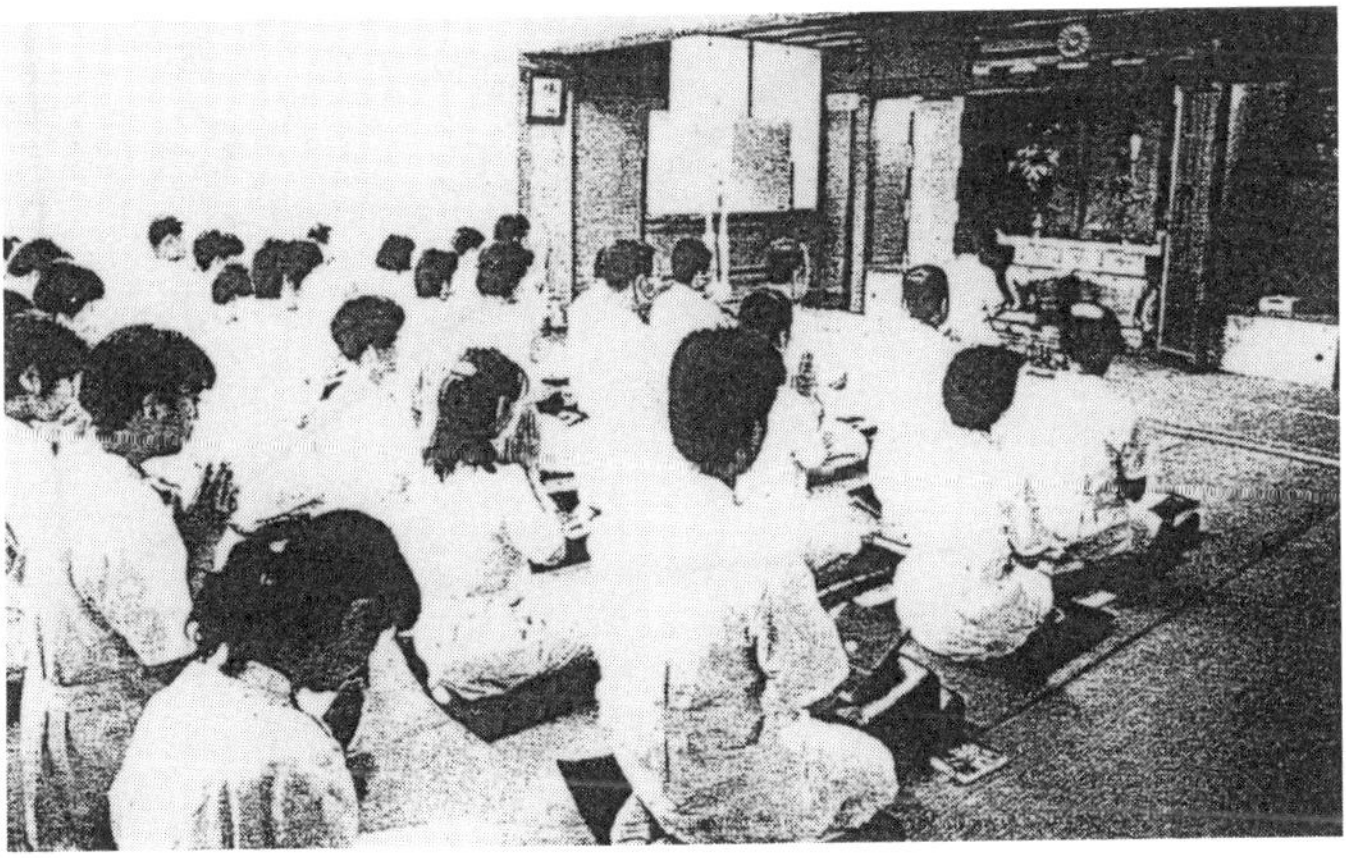

写真40　精神療法

ニケーションを図っていく、これが精神療法の原点である。

(6)プラーナ療法

宇宙万有に活力を与える原資であり、生命の源をなすものでプラーナという。これは、精気または霊気とも呼ばれており、人間はもちろんすべての動植物は、生きているかぎり、常にプラーナを呼吸や食物を通じて摂取し、蓄えて生存しているのである。

心配事があったり、苦労や不養生やストレスの溜まるような生活を続けると、蓄えたプラーナが消失していく。一度失なったプラーナをとり戻すことは、なかなか困難であるが、日頃から精神修行に励み、身心の養生に努めれば、全身に十分プラーナが蓄えられ、健康を維持することができる。さらに、健康な人には常にプラーナが満ちているので、病気で悩む人の患部に手を当てると、プラーナが放出され、それによって症状の程度を把握し、合わせて正思念(良くなれと念じること)することで、病気の回復を早めることもできるのである。

長生医学では、このプラーナの力を診断と治療に応用することで、最大の医療効果を得ている。

(7)実践的で充実した三年間のカリキュラム

◎カリキュラム

第一学年

「医療」に携わっていくには、さまざまな場面に対応できる幅広い技術や知識、そして総合的な判断力を養うことが重要である。そのために、医療概論や生理学などの基礎科目を徹底的に学習する。実技面でも、基本テクニックを反復練習し、確実な技術を習得するように指導している。

第二学年

一年次で学習した基礎知識をさらに深めると共に、東洋医学概論など、実技に呼応した専門科目を重点的に学習する。実技授業では、病気の原因や治療ポイント、基礎技術の応用を中心に臨床的な知識を把握し、三年次の実習にスムーズに取り組めるようにしている。

第三学年

東洋医学臨床、リハビリテーション医学など、二年間で得た技術と知識を生かして、霊肉救済の精神のもとに、愛のある治療師の育成をめざし、国家試験および卒業後の実践治療に照準を合わせ中身の濃い授業を行う。

◎国家試験

本学園を卒業すると、あん摩・マッサージ・指圧師国家試験の受験資格を取得することができる。

一九九〇年度より実施されている国家試験では毎年一〇〇％に近い合格率を達成している。国家試験対策としては、クラスメイトとの勉強会、模擬試験など、パーフェクトにフォローアップされている。とかく受験前になると精神的にナーバスになりがちであるが、気軽に担任または各教科の先生からのアドバイスも受けられる。

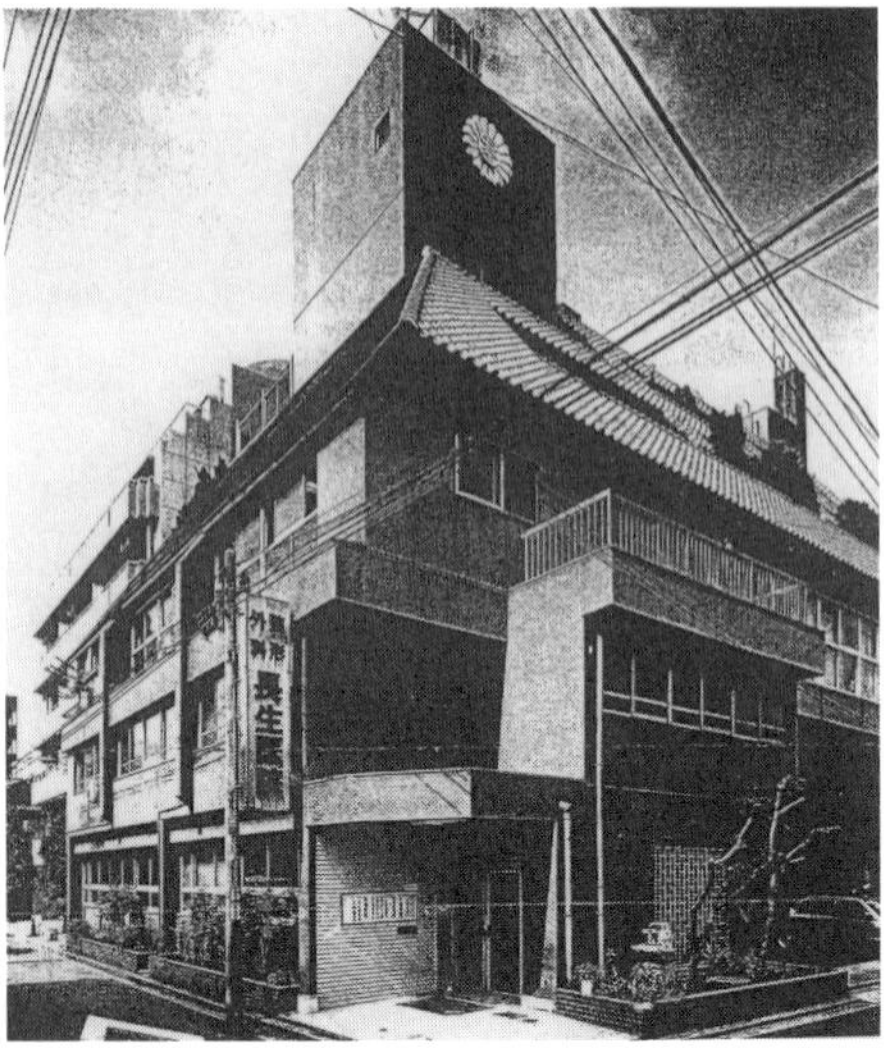

写真41　長生医院

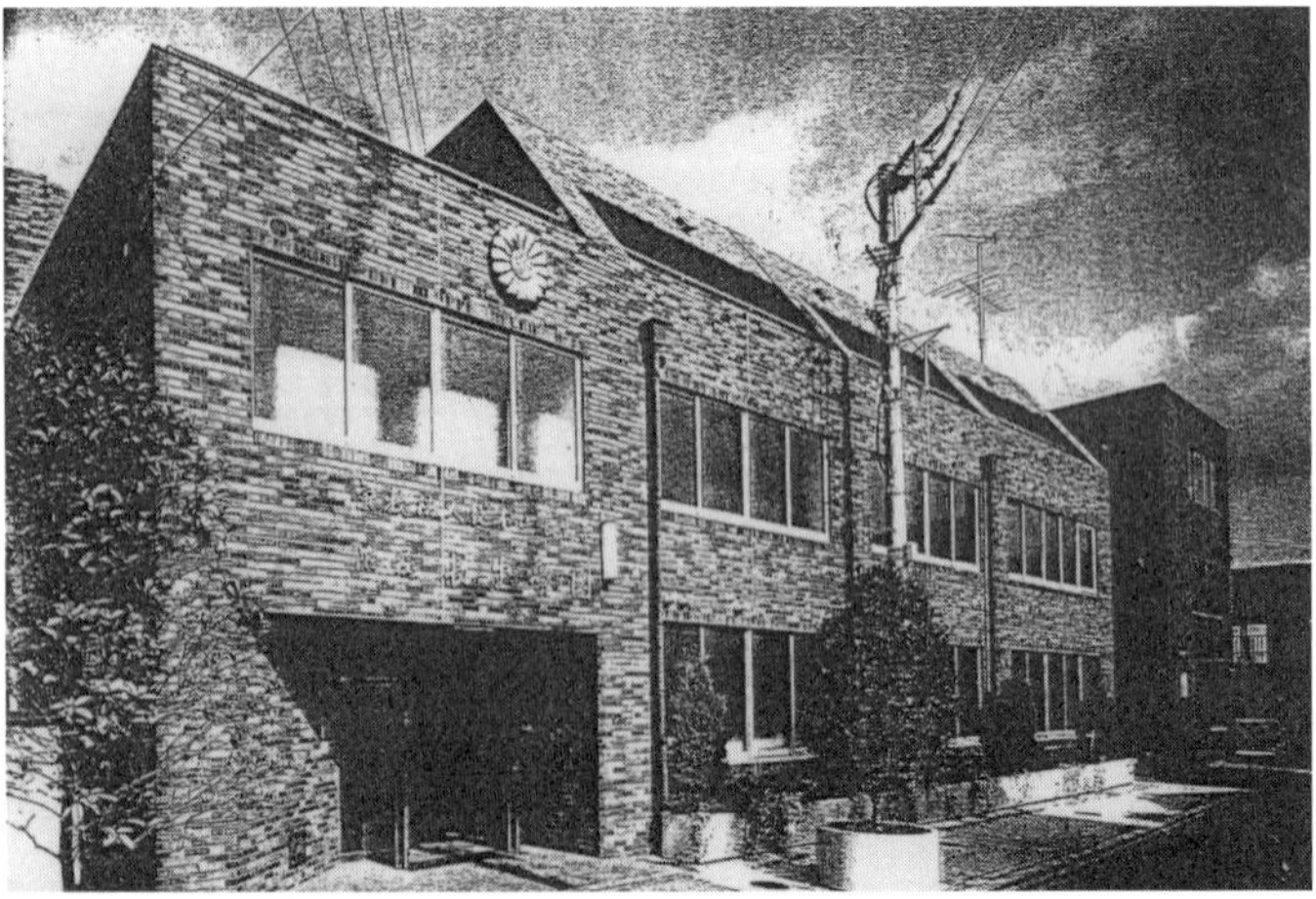

写真42　長生学園

数千年の歴史があるといわれる本手技治療は世界的にも注目され、医学的・科学的な見地から治療効果の著しいことが明らかになってきた。かくして、本手技治療は、病院・治療院にとどまらず、在宅医療・介護福祉・ボランティアなど将来的にも幅広い活躍が求められている。

◎学科課程

基礎科目

人文科学、社会科学、自然科学、保健体育、外国語

専門基礎科目

医療概論、衛生学・公衆衛生学、関係法規、解剖学、生理学、生化学、病理学、栄養学、臨床医学総論、臨床医学各論、リハビリテーション医学、心理学

専門科目

東洋医学概論、経路経穴概論、あん摩マッサージ指圧理論、東洋医学臨床論

実技

あん摩、マッサージ、指圧、実技

選択必修科目

整形外科学、長生医学

■参考文献■

〔第一章〕

杉田暉道著『やさしい仏教医学』（出帆新社、一九九七）

杉田暉道著『ブッダの医学』（平河出版社、一九八七）

梅原猛著『森の思想が人類を救う』（小学館、一九九三）

〔第二章〕

杉田暉道著『ブッダの医学』（前掲）

川田洋一『仏教医学物語』、第三文明社（一九八七）

アーユルヴェーダ研究会監修『入門アーユルヴェーダ』（河出出版社、一九九〇）

福永勝美『仏教医学事典』（雄山閣、一九九〇）

丸山博監修『インド伝統医学入門――アーユルヴェーダの世界』（東方出版、一九九二）

ヴァンサント・ラッド著／児玉和夫訳『現代に生きるアーユルヴェーダ』（平河出版社、一九九二）

幡井勉編『生命の科学　アーユルヴェーダ』（柏樹社、一九九三）

ウパディヤヤ・カリンジェ・クリシュナ『アーユルヴェーダ健康法』（春秋社、一九九四）

V・B・アダヴァレー著、潮田妙子他訳『アーユルヴェーダ式育児法』（春秋社、一九九四）

ヴァンサント・ラッド著、上馬場和夫他訳『現代に生きるアーユルヴェーダ』（河出出版社、一九九六）

稲村晃江著『寿命の科学　アーユルヴェーダ』（主婦と生活社、一九九六）

杉田暉道著『やさしい仏教医学』（前掲）

〔第三章〕

安藤俊雄著「治病法としての天台止観」（『大谷大学研究年報』第二三集、一九七〇）

川田洋一著『仏法と医学』（第三文明社、一九九四）

鎌田茂雄著『体と心の調節法』（大宝輪閣、一九九五）

田上太秀校訂／常盤大定・深浦正文訳『国訳一切経』経集部六（大東出版社、一九九五）

田村芳朗・新田雅章著『智顗』（大蔵出版、一九九六）

杉田暉道著『やさしい仏教医学』（前掲）

〔第四章〕

梶村昇著『日本人の信仰』（中央公論社、一九八七9

梅原猛著『森の思想が人類を救う』（前掲）

〔第五章一節〕

梶村昇著『日本人の信仰』（前掲）

梅原猛著『森の思想が人類を救う』（前掲）

〔第五章二節〕
梶村昇著『日本人の信仰』（前掲）
吉成勇編『日本宗教総覧』（新人物往来社、一九九一）
梅原猛著『森の思想が人類を救う』（前掲）
全日本仏教青年会編『葬式仏教は死なない』（白馬社、二〇〇三）

〔第六章〕
ビハーラの会本部編『いのちの完成　美しく生き愛ある死を』（考古堂書店、一九八九）
黒岩卓夫編『宗教と医療』（弘文社、一九九〇）
ビハーラの会本部編『いのちの輝き――美しく生き愛ある死を――』（考古堂書店、一九九〇）
神居文彰他著『臨終行儀　日本的ターミナルケアの原点』（北辰堂、一九九三）
パティ・ホッダー他編／日野原重明他監訳『緩和ケアにおけるサイエンスとアート――がん患者にひかりを』（ライフプランニングセンター、一九九四）
『いのち』第二五・三〇・三二・三八号（仏教と医療を考える全国連絡協議会、一九九四・九五・九六・九八）
死の臨床研究会編『死の臨床Ⅳ　これからの終末期医療』（人間と歴史社、一九九五）
田代俊孝編『心を支える・ビハーラ』（法蔵館、一九九五）
水谷幸正編『仏教とターミナルケア』（法蔵館、一九九六）
日本医師会・厚生省健康政策局監修『在宅医療、在宅医療を行う人々のために』（ミクス、一九九六）
小泉俊三著『系統看護学講座専門基礎７・社会保障制度と生活者の健康〔１〕総合医療論』（医学書院、一九九八）

大下大円・小山田隆明「終末期患者の宗教的ケアに関する研究」(『岐阜大学教育学部研究報告人文科学』第四七巻第二号、一九九九)
山本崇「在宅医療は今なぜ必要か——今後の展望——」(『日本医事新報』、日本医事新報社、二〇〇〇)
川越厚「在宅ホスピス医療の現状」(『日本医事新報』、日本医事新報社、二〇〇〇)
「医療の基本ABC」『日本医師会雑誌』特別号・一二三巻一二号、二〇〇〇)
窪寺俊之著『スピリチュアルケア入門』(三輪書店、二〇〇〇)
密教福祉研究会『密教福祉——世紀を超えて——』(御法インターナショナル出版部、二〇〇一)
小宮英美著『痴呆性高齢者ケア』(中公新書、二〇〇一)
林崎光弘他編『グループホームケアの理論と技術』(バオバブ社、二〇〇一)
中島紀恵子『グループホームケア』(日本看護協会出版部、二〇〇一)
アルフォンス・デーケン著『生と死の教育』(岩波書店、二〇〇一)
密教福祉研究会編『密教福祉——相克を越えて——』(御法インターナショナル出版部、二〇〇三)
日本ホスピス・在宅ケア研究会　スピリチュアルケア部会編『スピリチュアルケア』第1集(日本スピリチュアル研究会、二〇〇三)
長生学園編『POWER OF HEART』(二〇〇三)

あとがき

この世に生を受けた者全てが必ず病み、死を迎える。この自然で当たり前のことである人の病いや死のあり方が今問われている。

今日の高度に発達した医学・医療技術の恩恵で、望めばしばらくの延命が可能な時代になった。その一方で、ある意味では人工的な、反自然的な終末期医療の中で、人間の尊厳とは何かが問われるようになり、今、現代医学は大きな曲がり角にさしかかっている。即ち、がんの終末期医療、加齢によって引き出される病状に対する医療などに関して現代医学の限界が明らかになってきているが、それへの対応が混迷している現状があり、進歩・前進する医学に、人々は不安と疑問を抱き、科学万能の反省から人間の理性と良識が改めて問われるようになったのである。

特に終末期医療の場にあっては、現代医学で治せなくなった段階で、改めて医とは何かが問われ、人間の精神面の重要性が見直されるようになった。そして、医療の場における心の問題が大きく問われているのである。

人は、死を自覚するとき宗教する心が芽生えるといわれ、人のこころを大切にするところに宗教性が生まれる。そして、我々日本人の多くは意識するとしないとを問わず、我々の死生観や精神生活、風俗習慣の背景にある仏教に、死に臨んでの思いや行為を尋ねているのではないだろうか。

しかしながら、現代の宗教、とりわけ日本人に深く関わってきた仏教は、長い間主体的にその使命を人の癒しの場に求めることを怠ってきた。仏教者の多くは葬儀や法事など、人の死後とのみ関わっていて、生きているいのち、死に直面した人たちの心の支えにはなっていない。人間の尊厳を、老・病・死苦の克服におく仏教では、経典の中にその歴史的な経緯をたどることによって仏教医学、看護の基本が説かれている。わが国の長い歴史の中で育まれてきた仏教の知恵や方法論を見直すことによって、今後のわが国における医療、特に終末期医療のあり方を問い、新たな生死の文化の構築を目指したいものである。

宗教と医療の関わりは、医療者と宗教者が任務の分担を可能にすると同時にお互いに協力することもできる。とりわけ仏教はその思想からみてもこうした役割を十分果たせるはずである。そして、これが仏教が改めて市民権を獲得する根拠にもなり得るものであると考える。

仏教の現代化の一つの課題として、医療従事者との提携による医療、特にターミナルケアへの参画が必要である。医療、特に終末期の医療・看護が仏教者なしで行われてきたことを反省しなければならない。今、改めて日本の風土に定着した仏教精神による医療、ケアにあり方が多面的に研究され、実践されなければならない。

全ての僧侶は看護僧であり、死へのカウンセラーであってほしい。医療の場にあって、心の手当を担当し、在宅医療・在宅ホスピスのチーム医療に参加する「かかりつけ僧侶」であって欲しいと考えている。そのためには、寺院を交流の場として開放し、檀信徒や地域の人々とのコミュニケーションを密にし、仏教、僧侶に対する理解を深め、生や死を語り合うといった日常活動が欠かせない。

今回の出版に当たっては、医療の場への仏教的癒しの定着の願いを込めて、仏教医学研究者で医師であり僧籍を持ち、数々の著書などを通してこの分野の提言を続けている杉田暉道氏が、仏教医学の基礎的分野を執筆し、実地医家である藤原が、現在における、医療の場への仏教導入の実践の状況、その今後のあり方などを、できるだけ具体的な活動をとりあげながら執筆した。

本書が、医療者や仏教者たちが、我々の病い、死をより豊かなものにするために、医療の場に仏教的癒しを導入するためのささやかな参考となれば望外の喜びである。

二〇〇四年三月

医療法人ビハーラ藤原胃腸科　藤原壽則

■著者略歴■

杉田暉道（すぎた　きどう）

1926年　福井県生
1949年　横浜市立医学専門学校卒業
1952年　横浜市立大学医学公衆衛生学教室入室
1958年　医学博士取得
1962年　同大学助教授
1964年　浄土宗律師取得
1966年　横浜市立大学医学部附属高等看護学校長
1978年　インド・ブッダガヤで医療事情視察
1987年　横浜市港北保健所長兼横浜市保健所長会会長
1989年　神奈川県予防医学協会専門医
現　在　介護老人保健施設すこやか施設長
　　　　日本医史学会理事
　　　　日本医史学会神奈川地方会会長
　　　　第95回日本医史学会総会会長
　　　　国際仏教興隆協会評議員
著　書　『ブッダの医学』（平河出版）
　　　　『やさしい仏教医学』（出帆新社）
共　著　『系統看護学講座　別巻９・看護史』医学書院
　　　　『統計学入門』（同上）

藤原壽則（ふじわら　かずのり）

1938年　愛媛県生
1964年　徳島大学医学部卒業
1970年　スウェーデンのルンド大学留学（文部省海外研究員）
　　　　がんの基礎研究に従事
1971年　医学博士学位授与さる
1974年　徳島大学医学部助教授（放射線医学教室）
1978年　藤原胃腸科医院開業
現　在　医療法人ビハーラ藤原胃腸科理事長
　　　　愛媛大学医学部非常勤講師
　　　　日本プライマリー・ケア学会認定医
　　　　介護支援専門員
　　　　愛媛・仏教と医療を考える会代表
著　書　『町医者のいろはカルテ』（東京経済）
　　　　『続　町医者のいろはカルテ』（創風社出版）
共　著　『死の準備と死後の世界』（大法輪閣）
　　　　『密教福祉研究会年報』第１・２・３号（御法インターナショナル）

今《いま》なぜ仏教医《ぶつきょうい》学《がく》か

2004(平成16)年6月1日　発行

定価：本体2,500円(税別)

著　者　杉田暉道・藤原壽則

発行者　田中周二
発行所　株式会社思文閣出版
〒606-8203　京都市左京区田中関田町2－7
電話　075－751－1781(代表)

印刷・製本　株式会社図書印刷同朋舎

ISBN4-7842-1195-0